Juan Carlos Martin Negrete Garay

Estrategias y Gestion en Salud

Juan Carlos Martin Negrete Garay

Estrategias y Gestion en Salud

Gestion en Salud

Editorial Académica Española

Imprint
Any brand names and product names mentioned in this book are subject to trademark, brand or patent protection and are trademarks or registered trademarks of their respective holders. The use of brand names, product names, common names, trade names, product descriptions etc. even without a particular marking in this work is in no way to be construed to mean that such names may be regarded as unrestricted in respect of trademark and brand protection legislation and could thus be used by anyone.

Cover image: www.ingimage.com

Publisher:
Editorial Académica Española
is a trademark of
International Book Market Service Ltd., member of OmniScriptum Publishing Group
17 Meldrum Street, Beau Bassin 71504, Mauritius

Printed at: see last page
ISBN: 978-620-2-14548-0

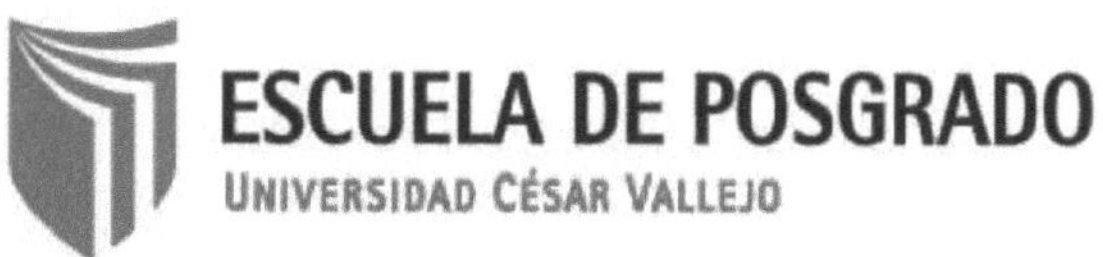

Clima organizacional y planificación estratégica en los gestores de la Red de Salud Lima Norte, 2017

Autor:

Br. Juan Carlos Martin Negrete Garay

Asesor:

Dr. Carlos De La Cruz Valdiviano

Sección

Ciencias Médicas

Línea de investigación

Maestría en Gestión de los Servicios de la Salud

Dedicatoria

Este trabajo esta entregado a:

Nuestro Dios, por su misericordia.

A mi esposa, y a mis hijos por su compañía.

Agradecimiento

A la Universidad César Vallejo por su interés en hacer que esta Maestría llegue también a las distintas regiones del Perú. Y a la iniciativa del fundador de esta universidad, donde su objetivo principal es la mejora continua y modernizar la administración de la salud en el Perú.

A nuestro estimado profesor del curso, el Doctor Carlos De La Cruz Valdiviano, quien con apoyo permanente ha sabido guiarnos y rescatar cada una de nuestras fortalezas.

Presentación

Señor presidente

Señores miembros del jurado

Presento la Tesis titulada: "Clima organizacional y planificación estratégica, en los gestores de la red de salud Lima norte, 2017", en cumplimiento del Reglamento de Grados y Títulos de la Universidad César Vallejo para optar el grado académico de Maestría en Gestión de los Servicios de la Salud.

Esperamos que nuestros modestos aportes contribuyan con algo en mejorar el clima organizacional y la planificación estratégica dentro de una red de salud, y así mejorar las relaciones laborales donde se pueda ejercer la labor asistencias en un ambiente propicio y así brindar un servicio de calidad, en especial en los aspectos relacionados con el clima organizacional y planificación estratégica y, particularmente, en la red de salud Lima norte.

La información se ha estructurado en siete capítulos teniendo en cuenta el esquema de investigación sugerido por la universidad.

En el primer capítulo se expone la introducción. En el segundo capítulo se presenta el marco metodológico. En el tercer capítulo se muestran los resultados. En el cuarto capítulo abordamos la discusión de los resultados. En el quinto se precisan las conclusiones. En el sexto capítulo se adjuntan las recomendaciones que hemos planteado, luego del análisis de los datos de las variables en estudio. Finalmente en el séptimo capítulo presentamos las referencias bibliográficas y anexos de la presente investigación.

El autor.

Índice de contenido

Lista de Tablas

Lista de figuras

Resumen

Se plantea como propósito fundamental de la presente investigación, analizar y determinar la relación entre el clima organizacional y la planificación estratégica en los gestores de la red de salud Lima norte, estas dos variables vienen a ser los ejes de mejora continua y a la vez fortalecer el trabajo en equipo de los trabajadores de cada centro de salud, por lo tanto los líderes de cada centro de salud estarán fortalecidos con estas dos variables íntimamente relacionadas y su valor agregado que genera cuando son examinadas en su verdadera magnitud, debemos de tener en cuenta que los grupos de personas constituyen, sistemas que tienen íntima relación, con una misión y visión clara, desembocando en una permanente innovación y estableciendo mecanismos de aprendizaje continuo en cada procesos de atención al cliente, siendo el cliente interior como el cliente interior la razón del desarrollo de esta tesis. Nuestro propósito fundamental de la presente investigación es se plantea también una mejora en la relación laboral en todos los niveles de atención al cliente .El presente trabajo de enfoque cuantitativo, método hipotético-deductivo, asimismo, el tipo de investigación es básica, diseño no experimental y el nivel de investigación es descriptivo. Los resultados estadísticos demuestran que la variable clima organizacional y la planificación estratégica se relacionan significativamente ($p<0.01$). La principal recomendación menciona que los gestores de la red de salud Lima norte, deben seguir mejorando el clima organizacional para lograr efectividad en la gestión, también la permanente capacitación de los líderes de cada centro de salud, y su evaluación continúan para permitir ser competitivo y así facilitar los procesos que conducen a la productividad de los empleados y por ende de todo el sistema de salud.

Palabras claves: liderazgo clima organizacional, planificación estratégica, gestión, gestores de la Red de Salud.

Abstract

The main objective of this research is to analyze and determine the relationship between the organizational climate and strategic planning in the managers of the Lima Norte health network. These two variables are the axis of continuous improvement and, at the same time, teamwork of workers at each health center, therefore the leaders of each health center will be strengthened with these two closely related variables and their added value that it generates when examined in their true magnitude, we must take into account that the groups of people constitute, systems that are closely related, with a mission and clear vision, leading to a permanent innovation and establishing mechanisms of continuous learning in each customer service processes, being the internal customer as the internal customer the reason for development of this thesis. Our fundamental purpose of the present research is also to propose an improvement in the labor relationship at all levels of customer service. The present work of quantitative approach, hypothetical-deductive method, also, the type of research is basic, non-experimental design and the level of research is descriptive The present work of quantitative approach, hypothetico-deductive method, also, the type of research is basic, non-experimental design and the level of research is descriptive. Statistical results show that the organizational climate variable and strategic planning are significantly related ($p < 0.01$). The main recommendation mentions that the managers of the Lima Norte health network should continue to improve the organizational climate to achieve effective management, as well as the permanent training of the leaders of each health center, and their evaluation continue to allow to be competitive and thus facilitating the processes that lead to the productivity of employees and therefore of the entire health system.

Key words: organizational climate leadership, strategic planning, management, change, strategy.

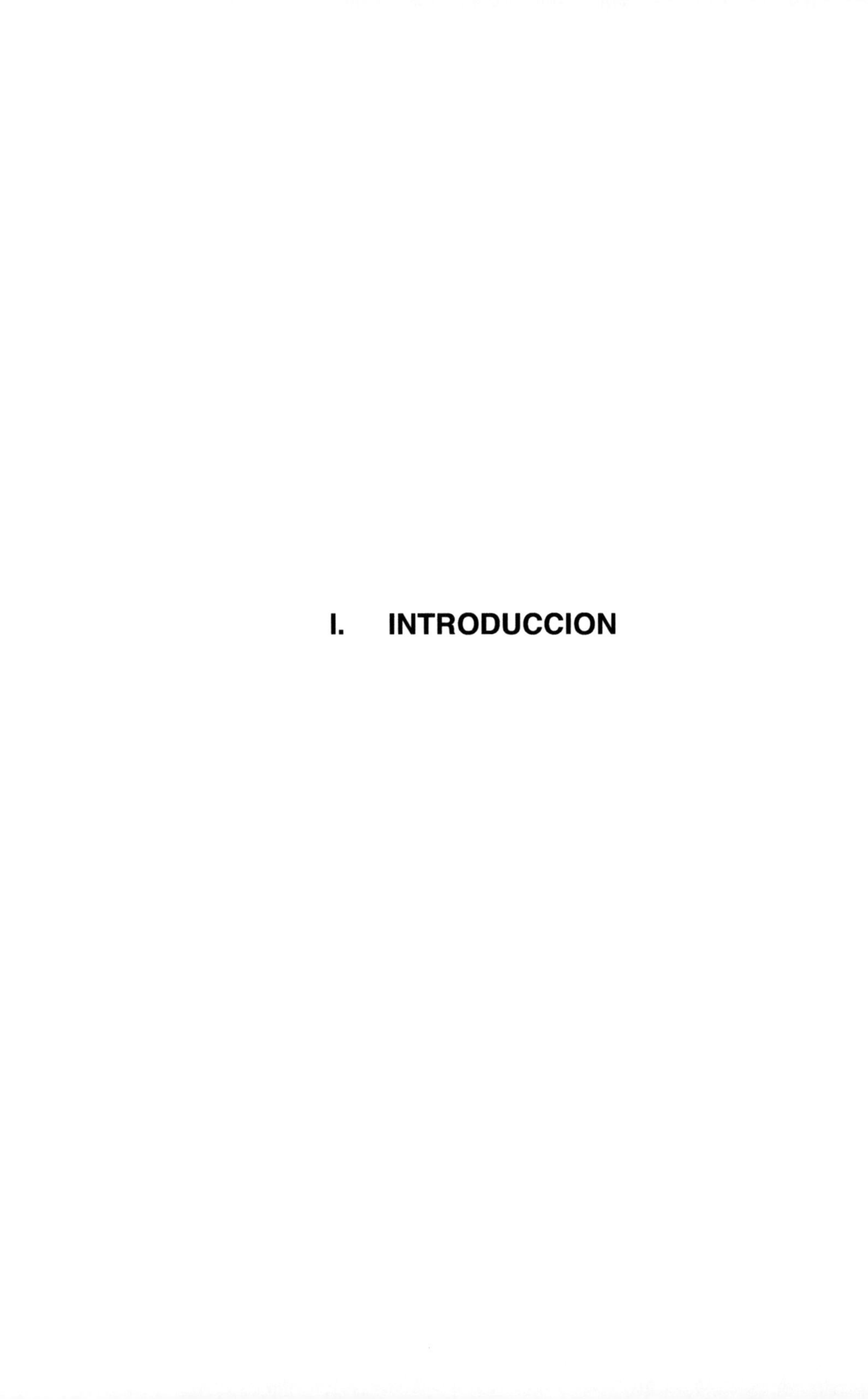

I. INTRODUCCION

1.1. Antecedentes

Dentro del marco de la investigación encontramos las siguientes investigaciones:

1.1.1. Antecedentes internacionales

Lara (2012), en la tesis titulada "*La medición del clima organizacional en el área de producción de detergentes en una empresa de artículos de limpieza* de la Universidad Rafael Landívar de Guatemala" tuvo como objetivo medir el clima organizacional en una empresa y la influencia que tiene respecto, se utilizó una metodología de investigación descriptiva con una cantidad de 60 preguntas, y de acuerdo a estas preguntas lograría determinar el clima organizacional. Donde se pudo ver claramente todos los indicadores, siendo estos indicadores los más importantes para descubrir así la influencia del clima organizacional en el trabajo. Los indicadores son relaciones laborales, identidad, reciprocidad, metas alcanzadas, tuvo una escala de 5 respuestas posibles siendo estos muy identificados para poder mejorar los resultados. El estudio fue dirigido a 40 empleados de un nivel cien por ciento de condición operatividad, cuyas edades están en promedio de 35 años, y se formularon las siguientes conclusiones: a) el 88 % de los operativos dice que el clima organizacional está en un ambiente positivo la gente se siente cómoda en su ámbito de trabajo y con ganas de producir y generar ingresos a la empresa. b) El 12 % se siente identificado con la empresa y coinciden sus metas y visión, con ganas de seguir creciendo en la empresa. c) Los indicadores evaluados fueron: Desarrollarse plenamente y también en su profesión 95%. Como me siento con respecto a mi superior obtuvo un 94 %. Ser reconocidos como mejores trabajadores 93%. d) Las desventajas fueron: Falta de comunicación con un 29%, el local donde trabajan no les gusta 14 %, también tenemos un 14% completamente desmotivados. Dentro de un balance hecho estos factores son los que determinaron el verdadero clima organizacional en la empresa generando fuerte reflexión por parte de los directivos. Se puso de manifiesto una necesidad urgente de tomar decisiones y aplicar tecnologías modernas y así elevar la productividad de la empresa.

Pereira (2012), en la tesis *Planeación estratégica para el mejoramiento de la competitividad de la empresa Ingelcas y Cía Ltda*, de la Universidad de Cartagena en Colombia, tuvo como objetivo elaborar su Plan Estratégico para determinar su proyección y posicionamiento en la industria del sector eléctrico. Este estudio es de tipo descriptivo. Donde se escogió la población con los clientes y los colaboradores de la institución. En el presente estudio, la recolección de datos, fue a todos los medíos de comunicación confiables como la red, revistas económicas informativas, prensas, y las encuestas constituirán el medio más favorable, ya que se tomó los nuevos y antiguos clientes, proveedores y personal de la empresa, para asegurar su confiabilidad. El autor formuló las siguientes conclusiones: a) Considerar el desarrollo de un plan estratégico, y dejó que los escenarios es la mejor alternativa para este estudio. b) Ingelcas Y Cía. Ltda empezó con un diagnostico estratégico, para conocer el estado actual de la empresa. Asimismo vio con mayor precisión las fortalezas de tal manera que hizo un direccionamiento estratégico, con objetivos corporativos, para mejorar la gestión estratégica y los procesos gerenciales con los que se puedan aprovechar las oportunidades de mejora continua; c) También se observó que todos los empleados no tenían claro la misión y la visión desde un punto de identidad y donde cada uno de los trabajadores tiene la obligación de aportar al máximo rendimiento, y es aquí donde no se tiene claro que las estrategias y tácticas son imprescindible para sacar adelante la empresa, por lo tanto la aplicación de los lineamientos del planeamiento estratégico en todas sus dimensiones ayudara a sacar a la empresa adelante. d) Asimismo se creó todo un esquema para medir el rendimiento de los trabajadores y así obtener un factor medible y confiable este factor matemático ha permitido tomar decisiones al respecto, donde de acuerdo a un cuadro de mando integral se logró ver los resultados. e) Para finalizar Ingelcas y Cía. Ltda considera que fue la mejor decisión tomada realizar un plan estratégico con todos los lineamientos pertinentes que permitan asumir mejor el direccionamiento existente (misión, visión) para evaluar en qué estado se encontraba la compañía para tener un verdadero conocimiento de su capacidad interna y el conocimiento del mercado y el potencial que este le ofrece.

Uría (2011), en la tesis titulada "*El clima organizacional y su incidencia en el desempeño laboral de los trabajadores de ANDELAS Cía. Ltda., de la ciudad de Ambato* de la Universidad Técnica de Ambato de Ecuador", tuvo como objetivo analizar todos los aspectos relacionados al clima organizacional ya la vez conocer cuál es la realidad de su empresa, cabe señalar que todos los factores son importantes para este estudio ya que se quiere una realizar todo un plan de mejora continua en base al elemento más importante que es el trabajador sus hábitos y sus costumbres en su verdadera magnitud, ya que el trabajador es la piedra angular de la empresa y sus relaciones entre ellas quizás podemos ver muchos comparaciones con otras empresas ya sea la competencia o los mismos proveedores pero lo más importante es su funcionalidad de ella misma. Y así proyectar más alcances más ventajas competitivas sobre las demás y a la vez su necesidad de superar la productividad de la misma empresa, lo que es necesario acotar es mejorar las variables de estudio y, de esta manera también, incrementar su desempeño laboral. Utilizaron un diseño descriptivo-correlacional con análisis regresión y donde se valoraron 36 trabajadores de 40 personas miembros. Se utilizó un cuestionario diseñado por el investigador. La autora formuló, entre otras los siguientes resultados: a) Hay una gran incongruencia entre los empleados, por lo tanto hay una ineficiencia insalvable del clima organizacional en Andelas Cía. Ltda. b) El liderazgo está completamente acéfalo no tenemos un norte en la empresa cada uno hace lo que quiere, lo importante es salvar el día. La misión y la visión están fuera de contexto laboral, tenemos mucha gente desmotivada y si ganas de producir por lo tanto no se está generando productividad y esta es una de la causas de las deficiencias en el accionar de la empresa. c) Ninguno de los trabajadores espera nada de sus jefes, tenemos esperanzas de un agradecimiento al sacrifico diario de cada uno todos están completamente convencidos que es una empresa sin motivación, sin reciprocidad, d) Los sistemas de comunicación son nulos, no tenemos comunicación real, todo es vertical. No puede haber iniciativas sino tenemos comunicación horizontal y este es quizá el factor más importante de la vulnerabilidad de esta empresa, no sabemos nada de nuestros competidores, a que la información interna no es comunicada a los superiores. Como me van a medir si no saben cómo es mi gestión. e) El trabajo en equipo está en cero, en esta empresa no se tiene ninguna estrategia ni táctica desarrollada para elaborar el trabajo en equipo. Por lo tanto no hay buenas relaciones entre los departamentos y las áreas de la empresa. f) Los directivos opinan que no hay identidad por parte de los trabajadores, y opinan que los trabajadores están en un rendimiento de un

50 %, y no es lo esperado por las políticas de la empresa. f) Lo que se necesita es un cambio de la arquitectura organizacional de la empresa en todos sus niveles de Andelas Cía. Ltda. Y así lograr una mejor productividad.

Dávila y Romero (2010), en la tesis titulada *Relación entre el síndrome de Burnout y la percepción sobre el clima organizacional en médicos del área de emergencia* de la Universidad Católica Andrés Bello en Caracas, Venezuela, su objetivo fue ver la similitud o contradicción de las variables, donde la primera se estudió mediante el Maslach Burnout Inventory Human services Survey (MBI-HSS) y la segunda a través del cuestionario realizado por Litwing y Stringer. La forma de estudio es correlacional, siendo el objetivo ver en la relación intrínseca y valorada entre las variables. Asimismo, las variables fueron desarrolladas en su contexto natural. Es necesario recalcar que este proceso de investigación dio como resultado un antagónico indicador de no conformidad en las labores asistenciales. El personal administrativo tampoco estaba identificado con la institución. Casi todos llegaron a la conclusión que la comunicación entre las diferentes áreas del centro de salud era pésima, y no había líder que incentivara los procesos de comunicación. Se unió la fatiga de los trabajadores y el personal asistencial a este escenario, los resultados del estudio fue mixto, ya que algunos médicos indicaban que se sentían bien en el desempeño de sus labores. Mientras otros estaban descontentos y tenían frustración cuando ejercían sus labores. Teniendo en cuenta estos escenarios se logró una correlación positiva de 0.469.

1.1.2. Antecedentes nacionales

El estudio de Quispe (2015), en la tesis *Planificación estratégica y competitividad empresarial en el complejo recreacional Ponceca Ecoturístico del distrito de Andahuaylas 2015,* tuvo como propósito fundamental hallar la relación que hay entre las variables, planificación estratégica y la variable competitividad empresarial. Este trabajo está enmarcado en el enfoque cuantitativo, descriptivo – correlacional y diseño no experimental. Está a la vez subdividida en el tipo de diseño transeccional correlacional, debido a que las variables no tienen manejo intuitivo. Además este tipo de diseño permite ver y descubrir las distintas relaciones y así descubrir su capa de influencia. Durante la ejecución, la técnica empleada para coleccionar datos ha sido la encuesta; siendo esta la única herramienta para determinar los resultados utilizando, las preguntas principales relacionadas con las variables en mencion. Los métodos de análisis de datos utilizados han sido la tabla de distribución de frecuencias, tablas de contingencia (doble entrada), Alfa de Cronbach, Correlación de Spearman, SPSS v.24, para determinar la confiabilidad de los resultados. Así mismo se hizo las siguientes determinaciones: a) A la vez se concluye que hay una similitud clara entre planificación estratégica y competitividad empresarial en el Complejo Recreacional Ponceca Ecoturístico del distrito de Andahuaylas, 2015; b) Con relación principal meta clara se determinó la similitud entre el análisis filosófico y competitividad empresarial en el Complejo Recreacional Ponceca Ecoturístico, se concluyó que el análisis filosófico se relaciona significativamente con la competitividad empresarial en el Complejo Recreacional Ponceca Ecoturístico del distrito de Andahuaylas, 2015; c) En tanto la siguiente meta fue, encontrar la similitud entre el análisis ambiental y la competitividad empresarial en el Complejo Recreacional Ponceca Ecoturístico, los resultados evidencian que se relacionan significativamente y d) En el tercer estudio se vio que era necesario determinar y analizar lo establecido entre la planeación estratégica y la competitividad empresarial , en este centro el Complejo Recreacional Ponceca Ecoturístico, los resultados concluyen que no se relacionan significativamente.

El estudio de Machaca (2015) en la tesis titulada *Eficacia de la planificación estratégica para el mejoramiento de la gestión en empresas dedicadas a las actividades de impresión de la región Puno, 2012* de la Universidad Andina "Néstor Cáceres Velásquez", tuvo como objetivo demostrar la eficacia que genera la aplicación de la planificación estratégica en la gestión en empresas dedicadas a las actividades de impresión de la región Puno, 2012, cuyo estudio fue de carácter cuantitativo explicativo, de corte longitudinal y con diseño cuasi-experimental. El tamaño de muestra fue de 35 empresas, los que se obtuvieron a nivel probabilístico, en el que se consideró a dos grupos: grupo control conformado por las provincias de la zona sur, siendo las seleccionas la provincia de Puno e llave. Mientras que el grupo experimental fue conformado por las provincias de la zona norte, siendo la provincia de Juliaca y Ayaviri, de ellos las empresas evaluadas y que corresponden a la zona norte fueron en una cantidad 22 y las empresas que conforman la zona sur fueron en una cantidad de 13. La evaluación se realizó en dos etapas pre test y post test, también se hizo uso de instrumentos tanto para medir el diagnostico situacional y la gestión de estas empresas. Se formuló las siguientes conclusiones: a) La mayoría de las empresas dedicadas a las actividades de impresión de la región Puno gestionan deficientemente sus empresas, tanto para los grupos control y experimental en su etapa pre test, cuyos valores porcentuales oscilan entre 85% y 64% respectivamente. Así también se constató, que no existe diferencia entre los factores externos e internos del diagnóstico situacional, siendo los factores más críticos, el conocimiento acerca de los competidores, otros factores, y la estructura de la empresa; b) La mayoría de las empresas dedicadas a las actividades de impresión de la región Puno y que conforman el grupo control, gestionan deficientemente sus empresas (85%), mientras que el (41%) de las empresas consideradas en el grupo experimental presentan esta desavenencia y c) Al comparar las variaciones de la capacidad gerencial del grupo experimental en sus etapas pre y post test, encontramos diferencia significativa en ambas etapas (de 64% a 41%). Así también se constató, que existe diferencia entre los factores externos e internos del diagnóstico situacional, y solo los factores denominados como otros factores y estructura de mi empresa no denotan diferencia alguna.

El estudio de Pérez y Rivera (2013), con la tesis *Clima organizacional y satisfacción laboral en los trabajadores del instituto de investigaciones de la Amazonía peruana, período 2013* de la Universidad nacional de la Amazonía peruana Identifico la relación entre el Clima organizacional y satisfacción laboral, teniendo como modelo una población objetivo integrada por 148 empleados. Los autores formularon las siguientes conclusiones: a) Se observó la existencia de un clima organizacional de término medio dentro de la organización; b) Se determinó una satisfacción laboral también de término medio entre los empleados; c) respecto al factor supervisión, están en nivel equilibrado ya que la reciprocidad en importante, desde todo punto de vista, asimismo es necesario recalcar que cada uno de los trabajadores se identifican con la institución donde laboran, d) El factor identidad está bien definido en los trabajadores de IIAP, ya que se sienten comodos en sus instalaciones.

Álvarez (2002), en la tesis La cultura y el clima organizacional como factores relevantes en la eficacia del Instituto de Oftalmología. Abril – agosto 2001, de la Universidad Nacional Mayor de san Marcos determinó como es la relación entre estas variables. Asimismo, se recurrió a las ciencias psicológicas, para valorar y entender la conducta de los empleados y pacientes y también se utilizó la estadística para mayor objetividad. La autora formuló las siguientes conclusiones: a) La cultura organizacional del INO es desequilibrada, y existe gente con mucho temor a ser reprendido por sus declaraciones; b) No existe una continuidad por parte de los trabajadores dentro del centro ya que constantemente buscan nuevos trabajos y dejan vacante el puesto, viendo principalmente motivos de mal trato al personal, la intolerancia y un clima de trabajo muy tensional; c) La cultura institucional es débil no hay un compromiso verdadero; d) Los trabajadores se sienten motivados ellos mismos a través de actividades colectivas dentro del horario de trabajo pues padecen de depresión y e) También se determinó un grado de compañerismo pero no de reciprocidad.

1.2 Fundamentación científica, técnica o humanista

1.2.1 Bases teóricas de la variable clima organizacional

El tópico clima organizacional, está estudiado desde los años sesenta y su respectivo análisis está determinado por factores como los siguientes componentes, dimensiones, categorías y variables, los cuales facilitan su estudio, y, precisamente por ello resulta difícil poder expresar una definición o acepción del clima organizacional ya que es uno de los factores determinantes de transformación.

Litwin y Stinger (1978), sostiene que el contexto y la estructura de una organización influyen en el clima organizacional, que este a su vez impacta en el comportamiento de sus miembros.

Al medir la analizar el comportamiento y su personalidad de los trabajadores en una organización debe darse la retroalimentación que y así permitir una retroalimentación, hacer cambios sustanciales y lograr un mejor desenvolvimiento de sus actividades y funciones los empleados.

El clima organizacional su análisis es través de cuestionarios, siendo el objetivo principal medir sus dimensiones.

Álvarez (1992), señala que “existe un amplio consenso entre los investigadores al considerar que el clima es la percepción colectiva y compartida de las realidades internas del grupo” (p. 2). Es decir, la mayoría coincide en definir esta variable como un sentir de los trabajadores con respecto a su centro de trabajo.

Asimismo, Rodríguez (2004), analizó que la definición de clima organizacional corresponde a diferentes características evaluadas, sentidas y percibidas por los integrantes de determinada organización y que no solamente dicha interpretación corresponde a la empresa como un sistema abierto, sino que también está relacionada con su medio interior y la forma en que sus trabajadores interactúan y el ambiente en el cual se desenvuelven. (p. 128).

Según Zohar y Luria (2004), analizaron que clima organizacional constituye el sentir de los empleados, a quienes se les considera como un todo, sobre la organización. Aquí hay una redundante coincidencia cuando sostiene que las dimensiones y el ambiente dentro de la organización se encuentran intrínsecamente relacionados.

A juicio de González y Parera (2005), analizaron que la importancia del clima organizacional se debe a su influencia en diferentes procesos organizacionales relacionados a áreas importantes y decisivas de la organización que corresponden a la eficiencia y eficacia de la misma así como con la satisfacción de sus participantes.

A juicio de Lisbona, Palací y Gómez (2008), el clima organizacional es el sentir de un trabajador, el cual es determinado como una variable para su integración y desarrollo dentro del grupo de trabajo y, por ende, dentro de la respectiva organización.

Según Likert (2005), analizó que:

> La influencia de múltiples variables que derivan en una determinada concepción de clima organizacional, estas variables varían desde su estructura hasta sus actitudes, determinando que existen variables causales,

intervinientes e dependientes, las cuales serán artífices en el momento de determinar la acepción respecto al clima y sus resultados dentro de la institución. (p. 19).

Además, el clima se considera parte fundamental de la organización, pues nos permite determinar de forma objetiva el desempeño de los trabajadores, lo cual se deduce de la definición según Chiavenato (2009) al respecto de clima organizacional.

Asimismo, Chiavenato (2011), analizó que:

> Para realizar un estudio al respecto tenemos que conocer la apreciación que existen entre dos escuelas de estudio que toman un enfoque excluyente entre sí que tratan el mismo tema, las cuales son:
> 1.- Enfoque dimensional: que considera el clima como percepción desde diferentes circunstancias.
> 2.- Enfoque tipológico: que considera el clima como la suma de diversos factores implicados dentro de ella.

El clima organizacional está relacionado al incentivo emocional de los trabajadores, los cuales pueden mejorar o deteriorar las actitudes personales. En cambio, cuando no hay suficiente motivación existe desaliento y poca disposición para laborar, y por ende, disminuye considerablemente esta variable, como se muestra a continuación:

Características del clima organizacional

Clima es advertido a través de determinadas cualidades y conductas de cada uno de los integrantes de la empresa, es decir, se puede observar si es grato y corresponde a que ese comportamiento contribuya a que sea agradable o, si por el contrario, actitudes inversas o negativas, proyectan un clima de insatisfacción y descontento.

Según Silva (1996), analizó que:

Las principales características de esta variable son:

Esta fuera de la persona

Cada persona tiene una percepción diferente

Toda organización tiene un ambiente estructurado

Rodríguez, (2004), analizó que:

El clima organizacional se caracteriza por: ser constante Los hábitos y costumbres de cada individuo influyen en el comportamiento de cada ser humano. Las diferentes actividades desarrolladas por cada trabajador, donde sus habilidades y competencias influyen en el desenvolvimiento de su productividad dentro de la empresa y las deficiencias de este empleado también como la permanente faltas a su centro de trabajo, y muchos se amparan en su estatus laboral. Como son las condiciones de nombrado o sindicalista.

Litwin y Stinger (1968), sostienen la existencia de nueve características que determinarían la existencia del clima en una determinada organización.

Tabla 1
Características del clima organizacional

Estructura	La forma como está diseñada la empresa.
Responsabilidad	Cada ser humano es completamente independiente y a la vez ejerce una función interna, íntimamente ligada a sus valores.
Recompensa	Sentir respecto a la recompensa y premios recibidos por el trabajo bien hecho.
Desafío	Sentir respecto a los desafíos que impone el trabajo para concretar los objetivos trazados.
Relaciones	Es el sentir de los integrantes respecto a un ambiente grato, agradable, solidario y colaborador. Existe una fuerte relación entre jefes y empleados
Cooperación	Es el sentir respecto al espíritu de ayuda por los jefes y demás integrantes de la plana gerencial y demás trabajadores
Estándares	Es la respuesta de la empresa sobre el rendimiento. Competitividad
Conflictos	Es la respuesta ante las opiniones diferentes, o la permanente actividad confrontaciones entre las áreas de la empresa.
Identidad	Viene a ser el sentir o considerarse un elemento necesario para la empresa.

Fuente: Litwin y Stinger http://www.monografias.com/trabajos6/clior/clior.shtml

Elementos del clima organizacional

Los elementos del clima organizacional son muy importantes y deben tenerse en cuenta en la generación de procesos creativos, espacios para la innovación, influencia, trabajo en equipo, satisfacción, deseo de cambio y responsabilidad (Ciampa, 1991 citado por Marín, 1999).

Según Moss (1989), se analizó que los elementos del clima son:

• El aspecto individual de los empleados, conformado por sus sentimientos, actitudes dentro de la empresa.

• Los grupos dentro de la empresa, su estructura, procesos, cohesión, normas y papeles.

•Los procesos organizacionales, evaluación, sistema de remuneración, comunicación y el proceso de toma de decisiones.

Asimismo, analizó que se podrían tener en cuenta otros elementos como:

• Flexibilidad: libertad o restricción que siente cada empleado durante el ejercicio de su labor.

• Responsabilidad: libertad para desempeñar su función libremente y actuando siempre con la responsabilidad respectiva.

• Recompensa: Es el reconocimiento a su trabajo y desempeño.

• Claridad: Constituye la percepción clara y libre sobre qué, cómo y cuándo realizar su trabajo.

Asimismo, se deben mencionar factores esenciales que intervienen en un deseable clima laboral:

• Condiciones físicas: Constituyen un ambiente equipado con lo necesario para producir un producto o ejecutar un servicio y/o bien, de acuerdo a la normatividad vigente. En cada actividad realizada respetando los espacios y demás implementos para el buen desenvolvimiento de un trabajador.

• Independencia: Constituye el grado de libertad que tiene en el desarrollo de sus tareas cotidianas.

• Implicación: Se refiere a la entrega de los trabajadores hacia su organización. Esto implica tener buenas condiciones de trabajo.

• Igualdad: Corresponde a la justicia en el trato hacia ellos.

• Liderazgo: Es la capacidad que poseen los líderes para interactuar con sus colaboradores.

• Relaciones: Está dado por el respeto, el compañerismo, la confianza, la comunicación, es decir, la relaciones entre ellos.

• Reconocimiento: Al trabajo bien desarrollado y destacado, lo cual genera un clima grato.

• Remuneraciones: Indispensable para un buen clima laboral. Los salarios realizan una valoración de los resultados de sus labores desarrolladas dentro de la institución, ya que constituye un premio al esfuerzo.

• Organización: Relacionado con la organización y desarrollo de la empresa, así como sus procesos, relaciones, proyectos y gestión

Asimismo, tenemos otros indicadores como seguridad en el empleo, servicios médicos, promociones, capacitaciones, lo cual desemboca en alimento para la integración de los trabajadores de la empresa.

Tipos de clima organizacional de Rousseau

Según Rousseau (1988), se analizaron 4 tipos referidos a las empresas:

1. Clima Psicológico

Es el sentir personal, individual, la manera de cada uno de ordenar su entorno laboral. Aquí se pone de manifiesto sus procesos cognitivos, sus pensamientos, su cultura para que sea significativa para esa determinada persona.

2. Clima Agregado

Es el estar de acuerdo con tal o cual identificación dentro de la empresa, lo cual proyecta a interacciones que permitan el menor número de experiencias desagradables para dar paso a un ambiente solidario y conjunto, acorde a una buena y adaptable interpretación social de la realidad.

3. Climas Colectivos

Aquí se hace necesario el sentir individual y su reacción a nivel grupal para poder considerar o tener en cuenta la situación real en una pertenencia de grupos.

4. Clima Laboral

Son las conductas y experiencias particulares con la organización, organizada desde el parecer de los informantes.

Funciones del clima organizacional

Desvinculación

Tratar de lograr el compromiso y promesa si hay un determinado grupo que se halla desvinculado al respecto.

Obstaculización

Lograr que si un grupo dentro de la organización desarrolla o tiene sentimientos negativos como agobio, desánimo, etc. vuelva a sentirse útil y necesario dentro de la empresa.

Esprit

Es la interacción positiva de esfuerzo y beneficio sobre un buen desempeño, el cual constituye una dimensión de espíritu de trabajo.

Intimidad

Son dimensiones de necesidades sociales presentes siempre en el desarrollo humano y relacionado a los sentimientos de amor y amistad para derivar en un ambiente laboral ideal.

Alejamiento

Es el trato frío y distante, en todos los niveles de la empresa

Énfasis en la producción

Considerado como un monitoreo permanente.

Empuje

Referido a la motivación y desarrollo pero con el ejemplo durante el desarrollo de las múltiples tareas y las opiniones favorables al respecto.

Consideración

Es el grado de deferencia hacia los componentes o integrantes de la organización, al respectivo trato hacia ellos en términos humanos.

Estructura

Está referido a las limitaciones del grupo, debido a las reglas y procedimientos.

Responsabilidad

Grado de identificación sobre qué y cómo hacer o desarrollar su trabajo.

Recompensa

Sentir hacer o desarrollar bien su trabajo y su respectivo reconocimiento y viceversa.

Riesgo

Es el sentir a arriesgar o no dentro del trabajo correspondiente.

Cordialidad

Constituye el trato social entre los diferentes miembros de la organización y en la formación de determinados trabajadores.

Apoyo

Constituye la cooperación y ayuda mutua entre los integrantes.

Normas

La importancia de realizar el trabajo conforme a los objetivos y metas trazados.

Conflicto

Es la claridad a la hora de enfrentar los problemas y su respectiva solución.

Identidad

Constituye la íntima relación entre el trabajador y la empresa.

Conflicto e inconsecuencia

Es la efectividad y justicia a las reglas y nomas.

Formalización

La formalización explícita de las políticas y la identificación de estas en cada área o departamento de la empresa

Asimilación de la planeación

Constituye el nivel adecuado de los planteamientos para orientarlos hacia el objetivo principal de obtener los lineamientos trazados por la alta gerencia Está políticas del directorio está basado en la capacidad y desempeño antes que otros criterios.

Según definición anterior se analizó que el comportamiento de un individuo dentro de su área no se describe únicamente de sus características personales, sino también consideran muy importante su percepción respecto a su entorno ya que se considera necesaria la unión de su área y sus procesos, las cuales determinarán de manera fehaciente la conducta que la persona tendrá en relación a su rendimiento y productividad dentro de la organización.

Dimensiones de Clima Organizacional

Dimensión 1: Estructura

Según Litwin y Stringer (1968), analizó que:

> Esta dimensión se encuentra vinculada con las reglas organizacionales, los formalismos, las obligaciones, políticas, jerarquías y regulaciones.

Por lo tanto se necesitan entidades bien estructuradas con reglas claras, y así tener buenas políticas de acorde a la misión y la visión de la empresa, las cuales van a definir los sentimientos que se desprendan de los miembros de la empresa respecto a las reglas y normas que tendrán durante el desarrollo de sus labores.

Dimensión 2: Recompensa

Esta dimensión está referida a la motivación que el trabajador siente o percibe por la realización de un trabajo bien o mal hecho y de la cual se deprende el referido premio o castigo. Está relacionada intrínsecamente con el reconocimiento ya sea individual o grupal y constituye un refuerzo importantísimo en la empresa.

Dimensión 3: Relaciones

Al respecto, según Litwin y Stringer (1968), analizó que:

> Esta dimensión se refiere al sentir que tienen los integrantes de la organización sobre el desarrollo de sus actividades dentro del trabajo. (p.38)

Dimensión 4: Identidad

Hay una fuerte relación entre el trabajador y la empresa, hay pro actividad, responsabilidad en cada trabajador hacia la empresa.

Planificación estratégica

De acuerdo a M. Armijo ILPES/CEPAL, (2009), se analizó que:

> La planificación estratégica, viene a ser el cuadro de mando integral de toda organización y nos va a permitir tomar mejores decisiones y elaborar estrategias y tácticas en todas las empresas y/o instituciones. A través del monitoreo continuo del PE, paso a paso se van a ir lograr los objetivos y las metas trazadas por la gerencia y las políticas dadas por los directivos. (p.62)

Siempre se parte de un estado situacional inicial después de proyecta hacia un estado final. Hay que tener en cuenta que es a través de la definición de objetivos estratégicos. Siendo la base del Plan Anual de Operaciones. Plan anual de adquisiciones. Plan estratégico institucional. A través de Objetivos – Indicadores – Metas.

Según Chiavenato (2011), se analizó que:

> El planeamiento estratégico se debe de ver de forma integral y sistémica en su totalidad. Lo importante es que la estratégica tiene que ser transversal y vigilada permanentemente, es necesario un monitoreo permanente desde el ingreso de la materia prima (insumo) hasta la salida del producto final de óptima calidad. (p.15)

En el escenario de la salud debería ser desde que el paciente llega con una salud resquebrajada (dolencias) hasta que se le da de alta (recupera la salud) y debería tener un monitoreo permanente. Los gestores de la red de salud Lima norte deberían exigir este tipo de procedimientos de acuerdo al manual de procesos y al manual de procedimientos.

Según Burbano (2013), se analizó:

> Que interviene el desarrollo de todas las actividades para el siguiente periodo donde se identifica y se realiza un contenido en el cual se resume las ganancias, pérdidas y todo ello ya proyectado. (p.25).

Según Ackoff (1970), analizó que:
"La planificación estratégica es un proceso que se dirige hacia la producción de uno o más estados deseados, situados en el futuro, que no es probable que ocurran si no hacemos algo al respecto." (p. 32). Es decir, constituye una definición asociada a la acepción de preparación para el futuro, donde se hace necesario determinar la importancia como proceso, seguido del concepto finalidad como complemento para el logro deseado.

Según Bryson (1988), se analizó que: "La planificación es un procedimiento formalizado que tiene por objetivo producir un resultado articulado bajo la forma de un sistema integrado de decisiones." (p. 512).
Es decir, aquí podemos destacar la importancia que tiene la característica formal dentro de la planificación estratégica cuando se enfrenta a procesos basados en la visión, visto ello como un plan específico y como un sistema articulado e integrado de decisiones.

Según Mundet (1999), analizó que:

> La planificación estratégica en cualquier tipo de empresa siempre tendrá las siguientes características:
>
> - Un procedimiento, consistente en un conjunto articulado de acciones, las cuales son desarrolladas de forma participativa.
> - Es formalizada, es decir, sus objetivos, sus planes, sus metas, se identifican siempre por ser claras y encontrarse siempre disponible para que pueda ser consultado las veces que se desea.
> - El producto de la planificación estratégica, siempre tiene un control inmediato.
> - Se presenta como un sistema integrado de decisiones, es decir, si se siguen de manera disciplinada las diferentes decisiones acordadas en las diferentes divisiones, la organización siempre conseguirá dichos logros u objetivos porque está implementado en un sistema de gestión integrado.

La finalidad de la planificación estratégica

Según Mintzberg (1994), analizó que:

> Existen cuatro razones que justifican la necesidad de una planificación sistemática dentro de las empresas:
>
> - Necesitan planificar para coordinar sus actividades, es decir, que en primer lugar es imprescindible que la toma de decisiones se realice conjuntamente como una característica importante y significativa que manifiesta que los recursos con los que cuenta la organización se encuentran coordinados apropiadamente.
> - Las instituciones necesitan planificar para estar seguros de que su proyección a futuro se toma en consideración, es decir, el aporte de la planificación estratégica en este sentido, significa que es necesario ingresar una normativa acorde con las ideas del directorio, dentro de la organización para que los problemas cotidianos que se presentan día a día dentro del desarrollo de las actividades no comprometan la principal labor de los componentes de la alta dirección.
> - Las organizaciones necesitan saber planificar y tomar decisiones formales como resultado de un pensamiento estratégico lo cual evitará la interacción de agentes externos no comprometidos íntegramente con los objetivos y metas trazadas y, por ende, no se observará ni permitirá conductas y reacciones conflictivas ni arbitrarias.
> - Las organizaciones deben planificar para controlar, es decir, cabe recalcar la importancia de la finalidad de control, la cual nunca se ha alejado de la planificación, a pesar que siempre se han nombrado dentro de esta la finalidad de motivar. El objetivo principal es extender este concepto de control no solamente al interior sino a todo el entorno de la organización.

Dimensiones de planificación estratégica

Según el Manual de Planificación estratégica e indicadores de desempeño en el sector público del Ministerio de Salud (2009), se analizó que: Las dimensiones más importantes a considerar son:

Economía

Esta dimensión viene a ser una de las más importantes ya que gracias a esta dimensión se manejan los presupuesto, se miden los avances del presupuesto y sus productividad. Así mismo se necesitan ver la actividad del líder para conseguir más presupuesto para su institución, ya que siempre queda reducido

Según Chiavenato (2011), analizó que:

Corresponde a la adecuada administración de los recursos y como estos derivan en una asertiva producción de bienes y servicios, constituyendo así en la capacidad estratégica que conlleva a generar y mover responsable y adecuadamente los presupuestos acordes a la realidad de la institución, y así obtener para lograr el desarrollo y concretización de los objetivos trazados. Siendo este una característica principal de la gestión pública y/o privada en el manejo eficiente de estos fondos públicos de una manera eficiente.

Eficacia

Robbins (2004), analizo que:

> Existe una relación intrínseca entre cumplir con las metas desarrollando la eficacia en las instituciones con el asertivo desenvolvimiento de los trabajadores de la empresa. (p. 59).

Según Chiavenato (2011), analizó que aquí solo cuenta el grado de asertividad de los logros proyectados. Asimismo, se ve a la organización como sistema, donde se observa a la organización independientemente, donde sus elementos interactúan conjuntamente y asimismo con los elementos correspondientes al ambiente. Asimismo, se convierten en sistemas demasiados complejos donde tienden a crecer a medida que prosperan, viéndose reflejado esto en el aumento de personal y este crecimiento hace que la organización sea conducida a la complejidad.

Eficiencia

Chiavenato (2011), analizó que:

> Optimizar los procesos y el mejor uso de los insumos y recursos humanos es la mejor demostración del uso de la eficiencia y por consiguiente la generación de productos y/o servicios, todas las empresas se esmeran en generar productos de calidad, quieren lograr la máxima eficiencia del mercado. (p.85).

Ser eficiencia conlleva a usar varios mecanismos, donde al final se utiliza los mismos recursos para y así generar una óptima productividad. Se trata de maximizar la producción aprovechar al máximo los recursos y no desaprovechar las oportunidades de éxito. Se trata de mejorar continuamente en todas las áreas, lo que se necesita es establecer un manual de procesos y procedimientos claros precisos y que no tengan errores en su ejecución, para eso está la permanente capacitación y monitoreo de los procesos, y así la disciplina financiera se convierte en una aliado estratégico de la eficiencia.

Según Chiavenato (2011) analizó que aquí se ve al individuo como microsistema ya que nos permite analizar definiciones referidas al comportamiento, aprendizaje, conducta, etc. Los cuales ayudan a entender mejor la naturaleza humana y actuar en sus labores diarias con eficiencia. Aquí se observa como las personas se comportan en grupos e individualmente dentro de la empresa, lo cual redundará en su posterior estudio acerca de sus patrones de conducta, comportamiento, así como las diferentes manifestaciones e indicadores de influencia.

Calidad

Mintzberg (1994), analizó que:

> Los procesos de planeación estratégica tienen que tener los procesos de calidad establecidos en toda la cadena de valor. La necesidad y la urgencia de contar con productos y servicios buenos, tanto para el cliente externo como

el cliente externo, amerita un alto grado de sofisticación para la elaboración de los elementos en mención. (p. 65)

En la actualidad se cuenta con muchas certificaciones de calidad tanto a nivel procesos como a nivel institucional y a nivel mundial, que gracias a la globalización es fácil ver qué empresas poseen certificaciones internacionales, lo cual hace más fácil el comercio mundial. La calidad total fue desarrollada y magnificada en Japón, posterior a la segunda guerra mundial, donde este país salió adelante y actualmente es una de las potencias económicas del mundo gracias a su calidad de sus productos y su disciplina de su población trabajadora.

Los procesos administrativos también están íntimamente relacionados con la calidad, donde el tiempo es uno de sus principales insumos, la mejora continua maneja indicadores, metas y objetivos a través de estrategias y tacticas. Por lo tanto el paciente debe tener una atención de calidad.

Según Chiavenato (2011), se analizó que:

La calidad del servicio es la respuesta rápida y directa de un servicio, con un nivel de competitividad a cualquier acontecimiento que se necesite u ocurra. La calidad de servicio amerita una mejora continua, donde tenemos diversos factores de servicio como accesibilidad, precisión, etc.(p.75).

En este caso el cuaderno de trasparencia de las empresas, que por ley deben tener todas, se va demostrar el nivel de calidad de la institución auditada, lo correcto siempre es mejorar el servicio. Para esto es necesario hacer un sondeo, evaluaciones, estudios de mercado de la calidad del servicio y trabajar con indicadores reales para sincerar la información recogida, y así tomar buenas decisiones que van a ir a favor de las instituciones.

Asimismo, aquí se entiende la naturaleza humana y su necesidad de hacer las cosas bien, de una manera intuitiva normal, que nace en cada una de las personas. Aquí vemos cómo se comportan las personas y los grupos dentro de la organización. Por eso la calidad es un ingrediente indispensable cuando se brinda un servicio de óptima calidad.

Importancia del clima organizacional

El clima organizacional de una institución viene a ser el insumo más importante en procesos de atención al cliente, por lo tanto es necesario su estudio.
Brunet (2011), analiza que el clima organizacional influye en gran magnitud del personal de una empresa, crea un ambiente agradable cuando todos los parámetros que componen este elemento importante de los recursos del comportamiento se llevan ordenadamente y acorde con las necesidades de la institución. Por lo tanto tener personas con ganas de trabajar, con empatía y alta competitividad va a mejorar la productividad de toda institución. Por lo tanto mantener una buena estructura organizacional es un elemento importante.

Dimensión 1: Estructura

Brunet (2011), sostiene que:

> Saber dimensionar la institución, conocer sus parámetros y políticas de gobernabilidad, hace posible un buen gobierno empresarial o corporativo, tener bien claro quien toma las decisiones en la empresa, quien se encarga de dar las pautas y las directivas hace posible una buena administración y una excelente disciplina, ya que si tenemos los procesos con sus procedimientos es fácil obtener sus metas e indicadores de gestión. (p. 127).

Es importante recalcar que como se puede gestionar aquello que no se puede medir. Necesitamos saber cuál es la relación entre las áreas y los departamentos de cada unidad de negocios de la institución. Esta dimensión nos sirve para respetar los planes, metas e indicadores de gestión lo que si se debe tener en cuenta es que la población sigue incrementando y lo caracteres van cambiando, sus hábitos y costumbres e influye en el clima internacional ya que influye en su comportamiento del ser humano en su esencia.

Dimensión 2: Recompensa

Avolio y Bass (2014), analizaron que:

> los líderes tienen que ver cuáles son las potencialidades de cada uno de sus compañeros de trabajo y así tomar buenas decisiones para poder darle mayor énfasis en su desarrollo profesional y recompensarlo de varias maneras, no necesariamente es dinero, puede ser dándole más responsabilidad y el

trabajador se sienta satisfecho y pueda mejorar su eficiencia y eficacia. (p. 128).

La labor de las autoridades de la institución es apoyar al líder de cada entidad y proporciónale todos los mecanismos para que pueda darles la mejor recompensa a sus trabajadores que tiene a su cargo y así mejorar su nivel de vida del trabajador y generar un mejor desenvolvimiento en sus labores diarias, dando como producto final un mejor servicio.

Dimensión 3: Relaciones

Venegas *et al.* (2014), analizó que la parte emocional de cada trabajador influye en las relaciones interpersonales de cada uno de los integrantes de la organización. Es recomendable una evaluación permanente al nivel de relaciones que existe entre los trabajadores, factores de personalidad en cada individuo, así como su rendimiento y su nivel de actividad con respecto al cliente. Se necesita tener un personal que establezca buenas relaciones con sus compañeros de trabajo, su nivel de interoperabilidad de las funciones de cada uno, para así hacer un buen trabajo en equipo y darle mayor funcionabilidad a su empresa.

La psicología organizacional ayuda a entender esta dimensión de una manera intrínseca y sistémica para darle mayor profesionalidad al trabajador. Y lograr un mejor desenvolvimiento de este dentro de la institución.

Dimensión 4: Identidad

Chiavenato (2011), analizo que tan comprometidos están los trabajadores con su empresa. Si tienen claro su visión su misión, que estrategias manejan sus directivos y que tácticas se van a emplear para mejorar la empresa. También que tan fuerte es su conocimiento acerca de sus fortalezas que tiene la empresa para afrontar los factores internos y externos que pueden interrumpir su producción de productos o servicios.

Que tan importante son las amenazas de los competidores de su empresa. Las debilidades y vulnerabilidades que tiene la empresa para afrontar los cambios tecnológicos, las innovaciones permanentes de los productos y servicios debido a la globalización. Que tanto se pueden proyectar los líderes de la empresa en aprovechar todas oportunidades que nos da el mercado tanto interno como externo (internacional). Todas las estrategias que tienen que desarrollar tanto los directivos como los trabajadores identificados son su institución para hacer frente a los cambios tecnológicos de hoy en día y así poder ser una empresa competitiva y llena de productos de calidad, para el beneficio del cliente.

1.2.2 Bases teóricas de la variable: Planeamiento Estratégico

Chiavenato (2011), indica que:

> "Cada organización nace del sueño o de la voluntad de sus fundadores y de lo que ellos creen respecto de alguna necesidad del mercado que satisfarán". (p. 71).

De acuerdo a su definición ellos indican que es necesario plantear una misión y visión en base a lo que el cliente quiere, ya que es la razón de existir de la empresa o entidad pública. Lo importante es la visión que se defina para no tener problemas con las políticas públicas y/o privadas y así tener un norte empresarial. No dudar de lo que se quiere o desea para el futuro, no perder ni por un instante las metas los objetivos ya que las tácticas tienen que apuntar siempre con buenos resultados para el beneficio del cliente. Ya que sin cliente no hay empresa y si no hay empresa no hay producto (servicios y/o bienes).

Dimensiones de la variable Planificación estratégica

Druker (2014),

> "la planeación estratégica es un proceso continuo, basado en el conocimiento futuro". (p. 187)

El ser un proceso continuo implica buenos insumos para obtener un buen producto, estos insumos viene a ser el conjunto de subsistemas intrínsecos, donde cada uno de los subsistemas ayudara a concretar ciertas aristas de cada proceso. Cada insumo está bien clasificado de acuerdo a sus necesidades y aplicaciones, la magia de la tecnología va a permitir usar el modelo de las fuerza de la competencia de para así desarrollar un alto contenido del conocimiento estratégico, que va a generar un gran diseño organizacional, y lograr ser competitivos en cualquier escenario que se nos presente.

Dimensión 1: Economía

Es necesario señalar que esta dimensión, viene a ser el reordenamiento de los recursos para que los bienes y servicios sean producidos en su totalidad. Ya que la buena administración de la economía nos va a permitir culminar exitosamente nuestros objetivos. La buena distribución de los fondos y/o recursos financieros está íntimamente ligada al planeamiento financiero de los recursos en todas sus dimensiones y aspectos relacionados al plan operativo anual. Si no se respeta los acuerdo financieros desde un principio el presupuesto no se va a ejecutar adecuadamente, generando un desorden financiero, que al final el afectado es el cliente o el beneficiario (paciente).

Quizás no se le preste mucha atención al monitoreo permanente del presupuesto anual dentro del planeamiento estratégico, pero es necesario tener una disciplina con los procesos y los cumplimientos acordados con la alta dirección de los gastos ya planificados, caso contrario no se cumplirá con las expectativas propuestas.

Dimensión 2: Eficacia

Robbins (2004), analizo que existe una relación intrínseca entre cumplir con las metas y objetivos, desarrollando la eficacia en las instituciones con el asertivo desenvolvimiento de los trabajadores de la empresa.

Las metas se cumplían en su totalidad sin medir los gastos ni las horas hombre empleadas, los subsistemas de producción no conversan pero el producto final si se genera, no importando la duplicidad de actividades para cumplir las metas de acuerdo a los indicadores de la entidad. De por si notamos un desgaste de la empresa, acá es necesario que la dirección tome medidas inmediatas para generar productividad y así generar ahorro a la empresa, el objetivo de toda institución es generar utilidad financiera si es privada o utilidad social si es una entidad del estado.

Dimensión 3: Eficiencia

Chiavenato (2011), analizó que optimizar los procesos y el mejor uso de los insumos y recursos humanos es la mejor demostración del uso de la eficiencia y por consiguiente la generación de un producto viable y duradero, donde todas las empresas se esmeran en generar productos de calidad, quiere lograr la máxima eficiencia del mercado. Ser eficiente conlleva a usar varios mecanismos, donde al final se utiliza los mismos recursos y obtener máximos resultados. Se trata de maximizar la producción aprovechar al máximo los recursos, no desaprovechar las oportunidades. Lograr la mejorara continuamente en todas las áreas, lo que se necesita es establecer un manual de procesos y procedimientos claros precisos y que no tengan errores en su ejecución, para lograrlo es necesario la permanente capacitación y monitoreo de los procesos, y así la disciplina financiera se convierte en una aliado estratégico de la eficiencia.

Dimensión 4: Calidad

Mintzberg (1994), analizó que los procesos de planeación estratégica tienen que tener las fases de calidad, bien definidos en toda la cadena de valor. La necesidad y la urgencia de contar con productos y servicios buenos y amerita un alto grado de sofisticación para la elaboración de los elementos en mención. En la actualidad se cuenta con muchas certificaciones de calidad tanto a etapa de procesos y a un nivel institucional, que gracias a la globalización es fácil ver qué empresas poseen las certificaciones internacionales, lo cual hace más fácil el comercio mundial. La calidad total fue desarrollada y magnificada en Japón, posterior a la segunda guerra mundial, donde este país salió adelante y actualmente es una de las 7 potencias económicas del mundo gracias a su calidad de sus productos y su disciplina.

Los procesos administrativos también están íntimamente relacionados con la calidad, donde el tiempo es uno de sus principales insumos, la mejora continua maneja indicadores, metas y objetivos. Por lo tanto el paciente debe tener una atención de calidad.

1.3 Justificación

Hernández, Fernández y Baptista (2014), sostiene que para llevar a cabo una investigación, debe plantearse las razones, objetivos y beneficios del porqué de dicho estudio. (p.40).

1.3.1 Justificación teórica

Sabemos que el clima organizacional está relacionado con las características que posee el ambiente de trabajo, donde las características están en observación y son descritas permanentemente por los mismos empleados. El clima laboral influye directamente en los trabajadores y repercute en comportamiento de los trabajadores de la institución donde desarrollan sus labores cotidianas. El clima laboral es un conjunto de subsistemas dentro de un sistema por eso se dice que el clima organizacional es sistémico y los directores ejecutivos tienen que tener un buen manejo de estos subsistemas de tal manera que juntos conformen un sistema dinámico.

Por ello, la gestión actual del Ministerio de Salud del Perú (MINSA: 2017), viene tratando de asumir un rol estratégico de la salud, siendo uno de sus principales aspectos el marco del buen desempeño del directivo, estableciendo sus roles y responsabilidades que tendrán un impacto en la calidad del servicio al paciente como la más alta prioridad y de acuerdo a los lineamientos de la atención primaria y así dejar de tener los hospitales abarrotados de pacientes. Sabiendo que en el primer nivel de atención primaria se puede dar también una excelente atención al paciente y de acuerdo al diagnóstico hacerle referencia a un hospital de mayor complejidad, todo esto desde una visión de líder en salud pública.

Finalmente, en la actualidad las nuevas investigaciones en clima organizacional están basados en estructura, recompensa, relaciones e identidad, ya que estos elementos suman su importancia y se encuentran fuertemente ligados con el planeamiento estratégico y, dentro de este, con factores que cubren todas las dimensiones.

Y, repito, a través de este estudio, deseamos conocer aquellas escenarios donde se motivan a los empleados de la organización y eso convierte a la presente investigación en un trabajo útil de aplicación práctica, dentro del contexto al cual pertenecen los centros de salud, a los cuales les permitirá decidir eficaz y eficientemente las acciones a tomar, para lograr un incremento significativo en lo que respecta a su productividad social del establecimiento de salud, con la ayuda de un clima organizacional y planificación estratégica en forma general aplicando los conocimientos teóricos respectivos desarrollados en la presente investigación.

1.3.2 Justificación práctica

Con los resultados obtenidos se propone dar una nueva medida que coadyuve a solucionar problemas como falta de atención al paciente en los establecimientos de salud. Asimismo, reforzar y fortalecer el clima organizacional, mejorar los presupuestos de los centros de salud, ya que ahora si se identificó sus necesidades de acuerdo a la gestión que tienen que hacer los directivos. Y así lograr las metas e indicadores de gestión esperados, lográndose así bajar la morbilidad y mortalidad en la población asignada y de acuerdo al ámbito geográfico de la red de salud lima norte. Es necesario recalcar que el trabajo en equipo es el único sistema que permitirá dar mejores resultados y por consiguiente las condiciones de vida tanto al cliente interno como externo.

1.3.3 Justificación metodológica

Esta investigación, se usa una encuesta para obtener información objetiva y así ver el tema del clima organizacional y la planeación estratégica en su más clara relación.

Dichos instrumentos de medición son detalladamente explicados a expertos en la materia para así recibir retroinformación y mejorar estos cuestionarios antes de aplicarse a la muestra objetivo, conformada por la población y así mismo sean validados en su totalidad para poder elaborar información confiable y verídica. Donde dicho coeficiente resultante determinara la relación entre las variables de dicho instrumento.

1.3.4 Justificación social

Esta investigación permitirá, que los establecimientos de salud que pertenecen a una red de salud, eleven la calidad del servicio a los pacientes. La aplicación de esta investigación, se lograra un mejoramiento tanto en las relaciones interpersonales como el mejoramiento de la infraestructura hospitalaria de cada centro de salud, ya que cada gestor de la red de salud, tendrá un mayor conocimiento en temas presupuestales. También la ejecución de las metas y los indicadores de gestión les permitirá mejorar su presupuesto para el próximo año, ya que la buena programación de sus actividades asistenciales es el mejor sustento técnico que las autoridades del Ministerio de Salud (MINSA) y el Ministerio de Economía y Finanzas (MEF) solicitan permanentemente estos valores acreditados por cada ministerio.

1.4. Problema

Al respecto Hurtado y Toro (2007) analizaron acertadamente que, formular un problema constituye el tema principal a investigar y se encuentra parametrada en una pregunta, la cual al ser desarrollada, mostrará el objetivo de la investigación. (p. 56).

Problema general:

¿Cuál es la relación entre Clima Organizacional y Planificación Estratégica en los Gestores de la Red de Salud Lima Norte, 2017?

Problemas específicos:

Problema específico 1

¿Cuál es la relación entre la dimensión estructura y Planificación Estratégica en los Gestores de la Red de Salud Lima Norte, 2017?

Problema específico 2

¿Cuál es la relación entre la dimensión recompensa y Planificación Estratégica en los Gestores de la Red de Salud Lima Norte, 2017?

Problema específico 3

¿Cuál es la relación entre la dimensión relaciones y Planificación Estratégica en los Gestores de la Red de Salud Lima Norte, 2017?

Problema específico 4

¿Cuál es la relación entre la dimensión identidad y Planificación Estratégica en los Gestores de la Red de Salud Lima Norte, 2017?

1.5. Hipótesis

Las hipótesis según Andrés (2007), son enunciados planteados a raíz de la relación existente entre dos o más variables, formuladas a manera de proposiciones y que derivan del problema y su teoría. Asimismo, se caracteriza porque presenta propuestas provisionales al problema de investigación. (p. 189).

Hipótesis general

Existe relación entre Clima Organizacional y Planificación Estratégica en los Gestores de la Red de Salud Lima Norte, 2017.

Hipótesis específicas:

Primera hipótesis específica

Existe relación entre la dimensión estructura y Planificación Estratégica en los Gestores de la Red de Salud Lima Norte, 2017.

Segunda hipótesis específica

Existe relación entre la dimensión recompensa y Planificación Estratégica en los Gestores de la Red de Salud Lima Norte, 2017.

Tercera hipótesis específica

Existe relación entre la dimensión relaciones y Planificación Estratégica en los Gestores de la Red de Salud Lima Norte, 2017.

Cuarta hipótesis específica

Existe relación entre la dimensión identidad y Planificación Estratégica en los Gestores de la Red de Salud Lima Norte, 2017.

1.6. Objetivos

Objetivo general

Determinar la relación entre Clima Organizacional y Planificación Estratégica en los Gestores de la Red de Salud Lima Norte, 2017.

Objetivos específicos:

Objetivos específico 1

Determinar la relación entre la dimensión estructura y Planificación Estratégica en los Gestores de la Red de Salud Lima Norte, 2017.

Objetivos específico 2

Determinar la relación entre la dimensión recompensa y Planificación Estratégica en los Gestores de la Red de Salud Lima Norte, 2017.

Objetivos específico 3

Determinar la relación entre la dimensión relaciones y Planificación Estratégica en los Gestores de la Red de Salud Lima Norte, 2017.

Objetivos específico 4

Determinar la relación entre la dimensión identidad y Planificación Estratégica en los Gestores de la Red de Salud Lima Norte, 2017.

II. MARCO METODOLÓGICO

2.1 Variables

Clima organizacional

Teoría del clima organizacional de Litwin y Stringer

Según Litwin y Stringer (1968), al analizarlo:

Consideran el clima como un conjunto de propiedades que posee el entorno de trabajo. (p. 86).

Planificación Estratégica

Según M. Armijo ILPES/CEPAL, (2009), La Planificación Estratégica, PE, es una herramienta de gestión que permite apoyar la toma de decisiones de las organizaciones. (p. 5).

2.2 Operacionalización de variables

Tabla 2

Operacionalización de la variable: Clima Organizacional

Dimensiones	***Indicadores***	***Ítems***	***Escalas*** *Medición*
Estructura			
	a) Cumplimiento de reglas y procedimientos		
		1,2,3,4,5,6	
	b) Toma de decisiones		
Recompensa	*a) Reconocimiento*		*Cuestionario*
		7,8,9,10,11,12,13	
			de Likert Ordinal
			5=Siempre
Relaciones	*a) Grupos de trabajo*		
		14,15,16,17,18,19,20	
			4=Casi Siempre
	b) Apoyo		*3=A Veces*
			2=Casi Nunca

Identidad			*1=Nunca*
	a) Lealtad		
		21,22,23,24,25	
	b) Identificación		

Nota: Tomado de "Motivation and Organizational Climate" por Litwin and Stringer 1978, p. 67.
Adaptado por Br. Juan Carlos Martin Negrete Garay

Tabla 3

Operacionalización de la variable: Planificación Estratégica

Dimensiones	***Indicadores***	***Ítems***	***Escalas*** *Medición*
Economía	*a) Presupuesto*		
		1,2,3,4,5,6	
	b) Planificación		
Eficacia	*a) Cumplimiento*	*7,8,9,10,11,12,13*	*Cuestionario*
	b) Capacitación		*de Likert Ordinal*
			5=Siempre
Eficiencia	*a) Optimización*		
		14,15,16,17,18,19,20	
	b) Mejoramiento		*4=Casi Siempre*
			3=A Veces
			2=Casi Nunca
Calidad	*a) Accesibilidad*		*1=Nunca*
		21,22,23,24,25	
	b) Atención		

Nota: Tomado de "Manual de Planificación estratégica" por M. Armijo, 2009, p. 62
Adaptado por Br. Juan Carlos Martin Negrete Garay.

2.3 Metodología

Según Hernández, Fernández, Baptista, (2014), analizaron que constituye los diversos caminos que conllevan una investigación, la cual contempla un enfoque experimental y cuantitativo y, asimismo, la diferentes etapas de las que constituye el estudio, desde su creación hasta la presentación de resultados. (p. 76).

Método hipotético deductivo

Según Bunge (2013) analizó que el método hipotético – deductivo tiene dos etapas principales: 1. Formular las hipótesis. 2. Deducción de consecuencias. Asimismo, los momentos fundamentales son: 1. Problema: Un hecho contrastable. 2. Hipótesis. 3. Deducción de consecuencias y 4. Contrastación con teorías. (p. 26).

2.4 Tipos de estudio

El presente estudio constituye una investigación básica, llamada también pura o fundamental ya que su finalidad u objetivo es incrementar los conocimientos teóricos y, por ende, continuar con el progreso científico.

2.5 Diseño

Según Sánchez (2010), la presente investigación es No experimental, y solo se ha basado en la observación tal y como se han presentado para su respectivo análisis; y es Transversal, ya que se ha analizado las variables en un punto del tiempo.

Al respecto, según Hernández, Fernández, Baptista, (2008), “Es un Diseño de Investigación No Experimental porque son estudios donde no se intentará implementar algo nuevo”. (p. 17).

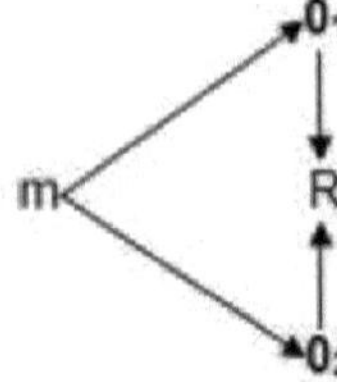

De donde:

m: Muestra de estudio

O1: Clima organizacional

O2: Planificación estratégica

R: Correlación

Figura 1. Esquema de estudio adaptado de “Metodología de la investigación”, por R. Hernández,C. Fernández y Baptista, 2006, p.157.

2.6 Población, muestra y muestreo

Población

Según Bravo (1998), es el universo, el cual abarca a toda la población, la cual puede ser denominada también conjunto de unidades a quienes se desea estudiar y que pueden ser observadas individualmente durante el estudio. (p. 179).

La población escogida para esta investigación es de 150 gestores de la red de salud Lima norte 2017.

Muestra

Hernández, Fernández y Baptista (2014) sostienen que la muestra constituye el subconjunto fielmente representativo de la población. (p. 173).

En la presente investigación fue de tipo probabilístico, se escogió de manera elegible de la población.

La unidad de estudio, lo conforman los grupos de gestores de cada establecimiento de la red de salud lima norte, ya que son ellos quienes respondieron a todas las encuestas que realizamos; la unidad de observación lo constituyen las variables clima organizacional, y planeamiento estratégico. Y la unidad de análisis los datos numéricos que resulten de las respuestas asignadas por los gestores de la red de salud asignados para esta actividad.

Criterios de selección

Tabla 4

Distribución de la muestra

Estado Laboral	Frecuencia	Porcentaje
Nombrado	60	67 %
Cas	30	33 %
Total	90	100 %

Muestreo

Criterios de inclusión: Se incluyeron 90 trabajadores, los cuáles presentaban algunas características comunes como:

Disposición a escuchar el informe de desarrollo, ya que antes, previamente se les solicitó su apoyo.

Actitud y buen ánimo.

Son personal asistencial nombrado y contratados a tiempo completo.

Llevan trabajando en su institución mínimo cuatro años.

Criterios de exclusión:

No se tomaron a todos los empleados asistenciales que laboran en la red de salud Lima norte, ya que no se cuenta con el tiempo suficiente para entrevistarlos y pedirles el llenado de encuesta, asimismo, la gran mayoría también labora en otras clínicas de salud, incluso se ha dado el caso de que algunos gestores se han disculpado por que no contaban con la media hora requerida ya que tenían que movilizarse rápidamente hacia otra clínica para seguir ejerciendo su profesión. También teníamos en cuente que el tiempo no constituía un gran aliado ya que el llenado del instrumento requería mínimo media hora y se les hizo un poco difícil, pero las personas que respondieron el cuestionario, lo hicieron de muy buen ánimo y por ello les dimos sus respectivas "Gracias",

2.7 Técnicas e instrumentos de recolección de datos

Técnicas de recolección de datos

Al hacer uso de encuesta como el procedimiento para la recolección de datos y dicha encuesta se aplicó a los gestores de cada establecimiento de salud de la red de salud lima norte. Consiste en 2 cuestionarios de 25 preguntas cada uno, con escala de medición tipo Likert.

Procedimientos de recolección de datos

Se desarrolló el análisis en una muestra estudio sobre 10 trabajadores. Donde las características de este personal asistencial tenían como factor común, su respectiva intervención en el clima organizacional en los establecimientos de salud, y su capacidad de gestión en dichos centros. El cuestionario es tipo Likert. Y en la prueba piloto se demostró que los resultados fueron confiables.

Al obtener los resultados de la prueba piloto, y al ver la confiabilidad de los datos. Se procedió a ejecutar la encuesta a 90 trabajadores. Hay que tener en cuenta que los establecimientos de salud en total 17, en el ámbito de la zona norte de lima, están a una distancia aproximada de 15 km y 10 minutos en promedio. Este proceso de recolección de datos por cada centro de salud es de 30 minutos por persona. Después esta información es interpretada por tablas y demás elementos gráficos que sustentan la confiabilidad de la información mostrada.

En este caso en la investigación, primero se seleccionó y empleó los instrumentos con sus respectivas alternativas para conocer la opinión del clima organizacional, reflejado en cada uno de los trabajadores de cada establecimiento de salud del personal asistencial y personal administrativo. Los cuestionarios se administraron según el horario establecido con los trabajadores, asimismo, los resultados se insertaron en una herramienta de informática (base de datos) para su posterior ejecución en el programa SPSS V24. También se realizó la selección de las siguientes fuentes de información:

1. Bibliográficos: Mediante un sistema que permitía la identificación y verificación del material recolectado, diferenciando con ello la información más relevante para el estudio.
2. Estudio de campo: El instrumento es un cuestionario de preguntas, las cuales tienen cinco opciones de respuesta en la escala Lickert, para medir el clima organizacional y el planeamiento estratégico.

El cuestionario consta de lo siguiente:

a. Encabezamiento, donde va el título la investigación.
b. Presentación.
c. Instrucciones detalladas.
d. Explicación al respecto.
e. Cuerpo y enunciados con su respectiva escala.

Título: Cuestionario sobre el clima organizacional

Autor: George H Litwim, Robert A Stringer, 1978
Motivation and Organizational Climate

Adaptado: Br. Juan Carlos Martin Negrete Garay

Procedencia: Puente Piedra- Perú 2017

Objetivo: Determinar la relación del clima organizacional en los gestores de la red de salud Lima norte en el distrito de Puente Piedra, 2017.

Lugar de aplicación: Puente Piedra, 2017

Aplicación: Directa

Duración: 30 minutos

Cuenta con 30 preguntas, luego se aplicó la prueba Alfa de Cronbach para determinar la confiabilidad y exactitud del instrumento.

Las encuestas fueron realizadas por el autor.

Título: Cuestionario sobre el Planeamiento Estratégico

Autor: M. Armijo ILPES/CEPAL 2009

Adaptado: Br. Juan Carlos Martin Negrete Garay

Procedencia: Puente Piedra- Perú 2017

Objetivo: Determinar la relación del Planeamiento Estratégico en los gestores de la red de salud Lima norte en el distrito de Puente Piedra, 2017.

Lugar de aplicación: Puente Piedra, 2017

Forma: Directa

Duración: 30 minutos

Cuenta con 25 preguntas, luego se aplicó la prueba Alfa de Cronbach para determinar la confiabilidad y exactitud del instrumento.

Las encuestas fueron realizadas por el autor.

Validación y confiabilidad del instrumento

El análisis de la información transformada en datos se realizó, se utilizó la estadística descriptiva e inferencial, utilizando para ello el programa SPSS de donde se obtuvo las gráficas correspondientes las cuales también fueron analizadas y descritas.

Validez

Asimismo, según Hernández, Fernández baptista (2014), toda medición o instrumento de recolección de datos debe reunir tres requisitos esenciales: confiabilidad, validez y objetividad (p. 200).

Para la validación se consideró a docentes con el grado de Doctor, quienes analizaron y evaluaron los mencionados cuestionarios.

Tabla 5

Validación de contenido por criterio de jueces

Experto	Experto	Aplicabilidad
Dra Luz Ada Tafur Chávez	Docente	Aplicable
Dr. Freddy Paredes Alpaca	Docente	Aplicable
Dr. Carlos de la Cruz	Docente	Aplicable

Fuente: Ficha de Evaluación de Expertos, 2017. (Véase Anexo 8)

Confiabilidad

Para determinar la confiabilidad se sometió el instrumento al estadístico coeficiente Alfa de Cronbach, procesándose los datos con el programa SPSS versión 24. Se observó como resultado una fuerte consistencia determinando con ello su confiabilidad.

Tabla 6

Interpretación de coeficiente de confiabilidad

Rango	Magnitud
0,81 a 1,00	Muy alta
0,61 a 0,80	Moderada
0,41 a 0,60	Baja
0,01 a 0,20	Muy Baja

Fuente: Tomado de "Validez y confiabilidad de instrumentos en la investigación cuantitativa", por J. Ruiz, 2007, p. 160.

Tabla 7

Estadísticos de fiabilidad para los instrumentos de las variables

Instrumento	Estadísticos de fiabilidad	
	Alfa de Cronbach	N de elementos
Clima Organizacional	,806	25
Planificación Estratégica	,803	25

La tabla 7 representa los resultados del análisis de confiabilidad de las variables y refleja resultados que confirman información moderable confiable.

Tabla 8

Resultados del análisis de confiabilidad del instrumento que mide la variable 1

Instrumento	Dimensiones	Alfa de Cronbach	N° de elementos
Clima Organizacional	Estructura	,821	6
	Recompensa	,868	7
	Relaciones	,899	7
	Identidad	,858	5

Vemos en la tabla 8 que las dimensiones de la variable 1 Clima Organizacional afirman la confiabilidad del instrumento.

Tabla 9

Resultados del análisis de confiabilidad del instrumento que mide la variable 2

Instrumento	Dimensiones	Alfa de Cronbach	N° de elementos
Planeamiento Estratégico	Economía	,905	6
	Eficacia	,886	7
	Eficiencia	,912	7
	Calidad	,820	5

Se observa los resultados de las dimensiones del instrumento, cuestionario de la variable 2 Planeamiento Estratégico en la tabla 9 que confirma la confiabilidad del instrumento.

Procedimiento de recolección de datos

De acuerdo al acto procedimental se hizo de acuerdo a los lineamientos dados en materia de proceso de datos: a) Con la estadística descriptiva, tablas de distribución de frecuencias y graficas de barras y su respectiva interpretación. b) Con la estadística inferencial, la correlación correspondiente.

Como ya se describió, en el punto antes mencionado, se desarrolló el análisis en una muestra estudio piloto para determinar la confiabilidad de los instrumentos, en 10 trabajadores sobre el clima organizacional y planificación estratégica y cuya confiabilidad fue ratificada.

Posteriormente se aplicó un cuestionario a los 90 gestores de cada establecimiento de la red de salud quienes respondieron en un tiempo aproximado de 30 minutos. Finalmente se procedió a la contrastación de hipótesis.

2.8 Método de análisis de datos

Al utilizar el SPSS V.24 sobre las dos variables de estudio y posteriormente a éstos datos serán utilizados para el respectivo análisis descriptivo e inferencial, donde luego a través de diversas tablas se elaborarán un análisis al respecto que nos dé una información más amplia y detallada de los respectivos relaciones y resultados.

No se aplicó la prueba de normalidad de Kolmogorov – Smirnov, debido a que la investigación presente tiene variables cualitativas no paramétricas de distribución normal.

2.9 Aspectos éticos

La presente investigación está sujeta a todos los requerimientos solicitados por la Universidad Cesar Vallejo, corroborado con el formato exigido y llevando un control exhaustivo de todos los puntos tratados e incluso sobre la bibliografía misma.

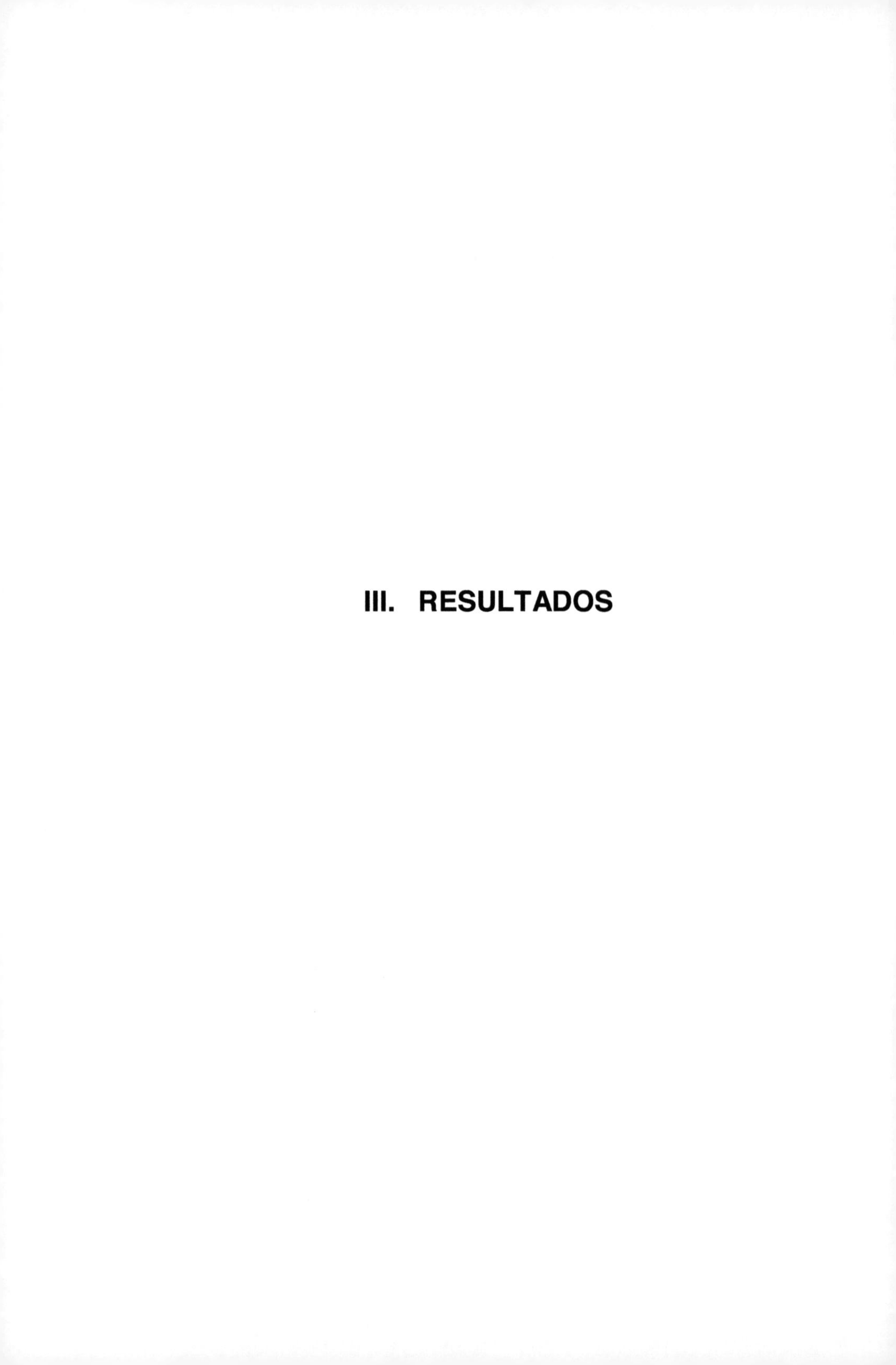

III. RESULTADOS

3.1 Descripción

Esta unidad contiene los resultados obtenidos del análisis de la estadística descriptiva que muestran los niveles de frecuencia de las variables y dimensiones representadas en tablas y figuras

Niveles de las variables y dimensiones

Variable Clima Organizacional

Tabla 10

Niveles de la variable Clima Organizacional.

	Frecuencia	Porcentaje
Bajo	11	12,2
Medio	69	76,7
Alto	10	11,1
Total	90	100,0

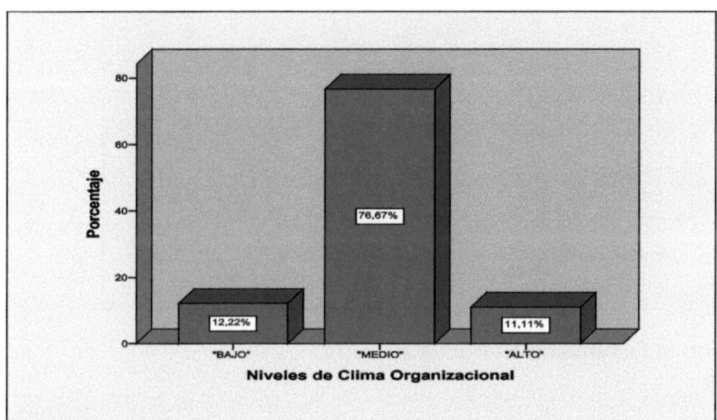

Figura 2. Niveles de la Variable Clima Organizacional

En la Tabla 10 y figura 2 se observa un predominio del nivel medio alcanzando un 76.67 % de clima organizacional en los gestores de la red de salud Lima norte 2017, por otro lado el 12,22 % lo considera en el nivel bajo y el 11,11% un nivel alto.

Niveles de las dimensiones de la variable clima organizacional

Dimensión estructura

Tabla 11

Niveles de la dimensión estructura de la variable clima organizacional

	Frecuencia	Porcentaje
Bajo	8	8.89
Medio	72	80.0
Alto"	10	11,1
Total	90	100,0

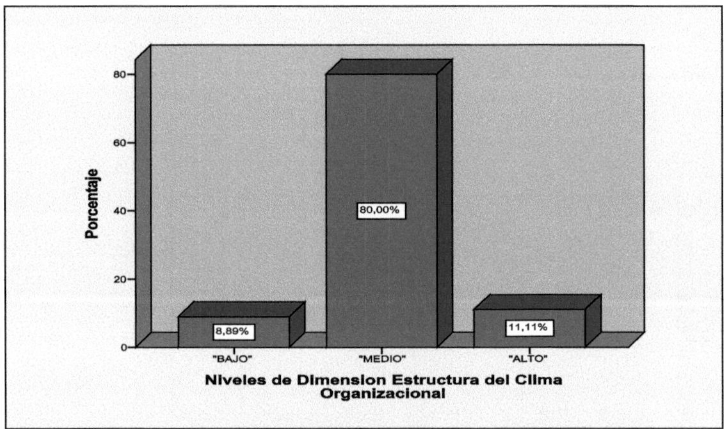

Figura 3. Niveles de la Dimensión Estructura

En la Tabla 11 y figura 3 se observa que el 80.00 % respondieron que la dimensión estructura se encuentra en el nivel moderado, el 11,11% que dicha dimensión se encuentra en el nivel alto, mientras el 8,89% consideran un nivel bajo.

Niveles de las dimensiones de la variable clima organizacional

Dimensión recompensa

Tabla 12

Niveles de la dimensión recompensa.

	Frecuencia	Porcentaje
Bajo	30	33,33
Medio	50	55,56
Alto	10	11,11
Total	90	100,0

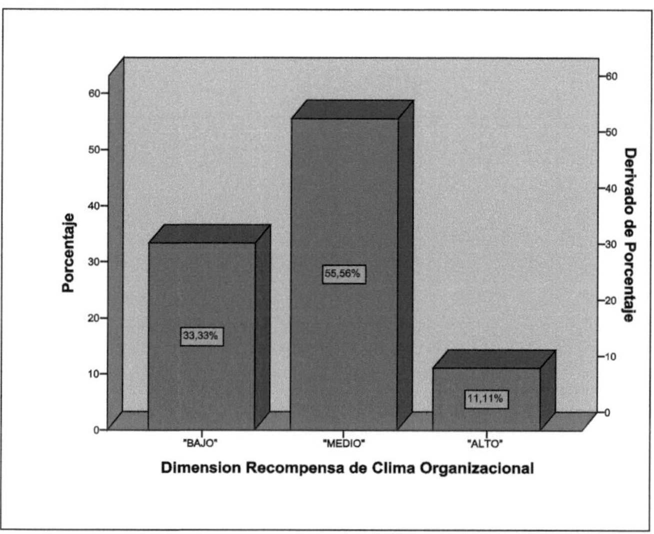

Figura 4. Nivel clima organizacional dimensión recompensa

En la Tabla 12 y figura 4 se aprecia que hay un predominio del nivel medio (55,56 %) de la dimensión estructura del clima organizacional en los gestores de la red de salud lima norte 2017, mientras que en los niveles alto hay un 11.11 % y en el nivel bajo 33,33%.

Niveles de las dimensiones de la variable clima organizacional

Dimensión relaciones

Tabla 13

Niveles de la dimensión relaciones

	Frecuencia	Porcentaje
Bajo	30	33,33
Medio	50	55,56
Alto	10	11,11
Total	90	100,0

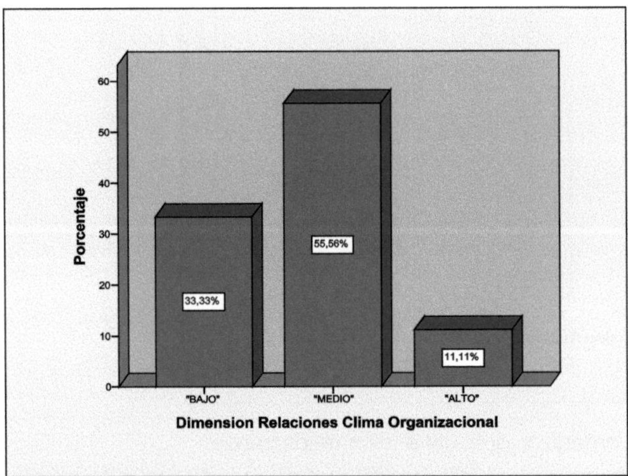

Figura 5. Niveles de la Dimensión Relaciones

En la Tabla 13 y figura 5 se aprecia que hay un predominio del nivel medio (55,56 %) de la dimensión estructura del clima organizacional en los gestores de la red de salud Lima Norte 2017, mientras que en los niveles alto hay un 11.11 % y en el nivel bajo 33,33 %.

Niveles de las dimensiones de la variable clima organizacional

Dimensión Identidad

Tabla 14

Niveles de la dimensión identidad de la variable clima organizacional

	Frecuencia	Porcentaje
Bajo	25	27.78
Medio	55	61.11
Alto	10	11,11
Total	90	100,0

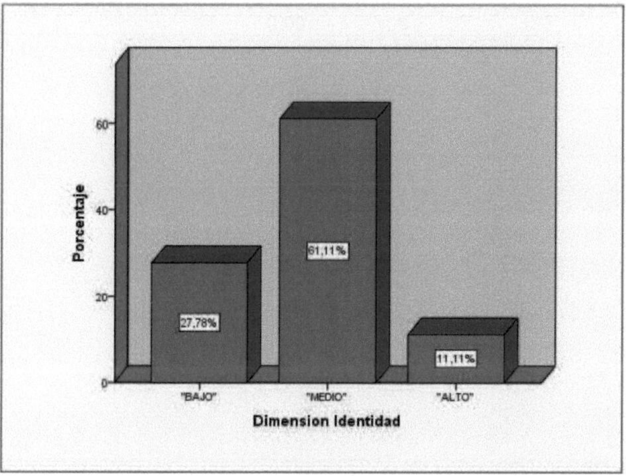

Figura 6. Nivel clima organizacional dimensión identidad

En la Tabla 14 y figura 6 se aprecia que hay un predominio del nivel medio (61.11 %) de la dimensión estructura del clima organizacional en los gestores de la red de salud lima norte 2017, mientras que en los niveles alto hay un 11.11 % y en el nivel bajo 27.78 %.

Niveles de las variables y dimensiones

Variable Planificación Estratégica

Tabla 15

Niveles de la variable Planificación Estratégica

		Frecuencia	Porcentaje
Válido	Tendencia deficiente	52	57,8
	Tendencia optima	38	42,2
	Total	90	100,0

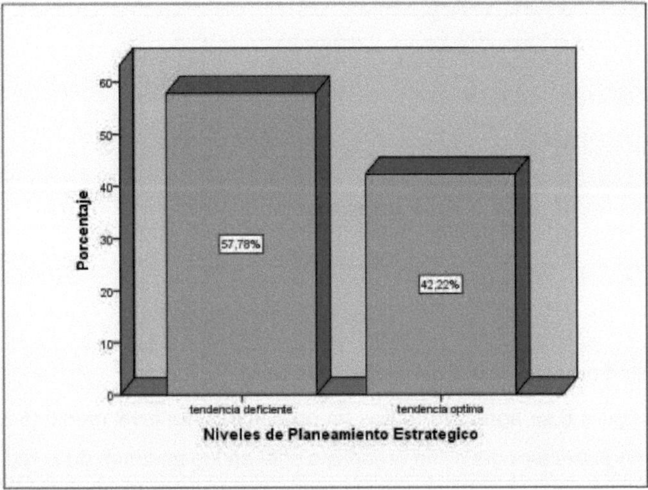

Figura 7. Niveles de la variable Planeamiento Estratégico

En la Tabla 15 y figura 7 se observa un predominio del nivel tendencia deficiente alcanzando un 57,78% de planeamiento estratégico en los gestores de la red de salud lima norte 2017, por otro lado el 42,22 % respondieron que se encuentran en una tendencia óptima.

Tabla 16

Tabla Cruzada Clima Organizacional, Planificación Estratégica

Clima organizacional/Planificación Estratégica tabulación cruzada

			Planeamiento Estratégico		
			tendencia deficiente	tendencia optima	Total
Clima Organizac.	BAJO		11	0	11
		% dentro de Clima Organizacional.	100,0%	0,0%	100,0%
		% dentro de Plan. Estratégico	21,2%	0,0%	12,2%
	MEDIO		41	28	69
		% dentro de Clima Organizacional.	59,4%	40,6%	100,0%
		% dentro de Plan. Estratégico	78,8%	73,7%	76,7%
	ALTO		0	10	10
		% dentro de Clima Organizacional	0,0%	100,0%	100,0%
		% dentro de Plan. Estratégico	0,0%	26,3%	11,1%
Total			52	38	90
		% dentro de Clima Organizacional,	57,8%	42,2%	100,0%
		% dentro de Plan. Estratégico	100,0%	100,0%	100,0%

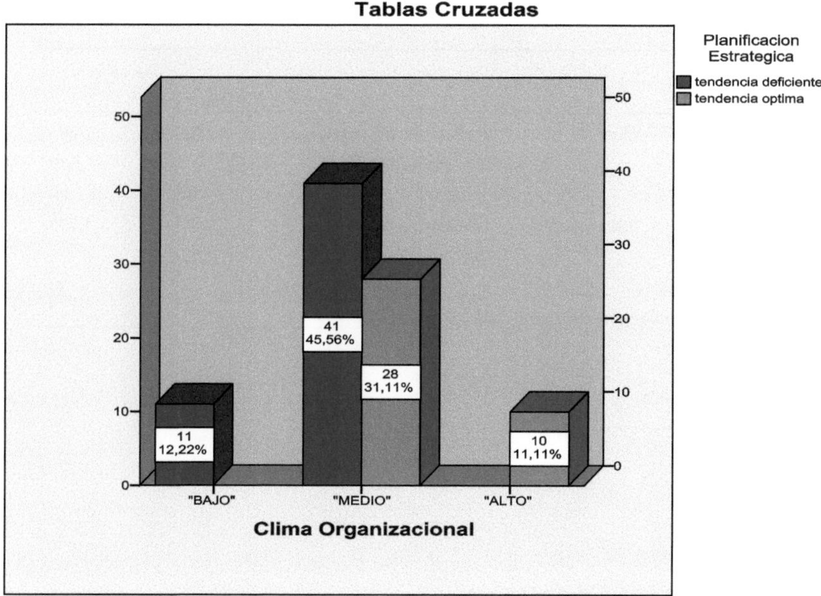

Figura 8. Niveles de la variables Clima Organizacional / Planeamiento Estratégica

3.2 Contrastación de hipótesis

Hipótesis general:

Hipótesis alterna. Existe relación entre el Clima Organizacional y Planificación Estratégica, en los Gestores de la Red de Salud Lima Norte 2017.

Hipótesis nula. No Existe relación entre el Clima Organizacional y Planificación Estratégica, en los Gestores de la Red de Salud Lima Norte 2017.

Nivel de significancia: 0.05

Regla de decisión: Si p-Valor < 0.05, Rechazar Ho.

Si p-Valor > 0.05, Aceptar Ho.

Tabla 17

Correlación Clima organizacional y Planificación estratégica

			Clima	Planeamiento
Rho de Spearman	Clima	Coeficiente de correlación	1,000	,769**
		Sig. (bilateral)	.	,000
		n	90	90
	Planeamiento	Coeficiente de correlación	,769**	1,000
		Sig. (bilateral)	,000	.
		n	90	90

**. La correlación es significativa en el nivel 0,01 (bilateral).

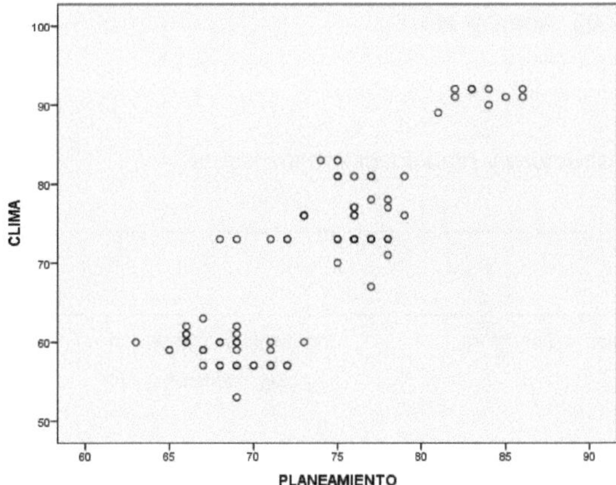

Figura 9. Dispersión de las variables clima organizacional y planeamiento estratégico

Los resultados observados y analizados determinan una relación significativa entre el clima organizacional y planificación estratégica ya que la hipótesis general de este estudio es aceptada, tal como se muestra en la Tabla 12 Rho de Spearman =,769 para planificación estratégica, lo cual estadísticamente se determinó que existe correlación positiva con una fuerza de relación que va de fuerte a positiva perfecta, confirmando, por lo tanto, la hipótesis alterna y rechazando la hipótesis nula de las variables y con un p-v <0.01, por lo tanto estadísticamente se demostró que existe una relación altamente significativa entre las variables a un nivel de confianza del 99%.

Hipótesis específicas:

Primera

Hipótesis alterna. Existe relación entre estructura y planificación estratégica en los Gestores de la Red de Salud Lima Norte 2017.

Hipótesis nula. No existe relación entre estructura y planificación estratégica en los Gestores de la Red de Salud Lima Norte 2017.

Nivel de significancia: 0.05

Regla de decisión:

Si p-Valor < 0.05, Rechazar Ho.

Si p-Valor > 0.05, Aceptar Ho.

Tabla 18

Correlación estructura y planificación estratégica

			Estructura	Planeamiento
Rho de Spearman	Estructura	Coeficiente de correlación	1,000	,750**
		Sig. (bilateral)	.	,000
		n	90	90
	Planeamiento	Coeficiente de correlación	,750**	1,000
		Sig. (bilateral)	,000	.
		n	90	90

****. La correlación es significativa en el nivel 0,01 (bilateral).**

Los resultados obtenidos y analizados estadísticamente en la tabla 13 conllevan a determinar que las variables para estructura y planificación estratégica y Rho de Spearman = ,750 para planificación estratégica, resultando que el Rho > 0, lo que demuestra que existe correlación positiva con relación fuerte a positiva perfecta, confirmando la hipótesis alterna y rechazando la hipótesis nula. Asimismo cuenta con un p-v < 0.01, que demuestra una relación altamente significativa entre las variables a un nivel de confianza del 99 %.

Segunda hipótesis específica

Hipótesis alterna. Existe relación entre recompensa y planificación estratégica en los Gestores de la Red de Salud Lima Norte 2017.

Hipótesis nula. No existe relación entre recompensa y planificación estratégica en los Gestores de la Red de Salud Lima Norte 2017.

Nivel de significancia: 0.05

Regla de decisión:

Si p-Valor < 0.05, Rechazar Ho.

Si p-Valor > 0.05, Aceptar Ho.

Tabla 19

Correlación recompensa y planificación estratégica

			Recompensa	Planeamiento
Rho de Spearman	Recompensa	Coeficiente de correlación	1,000	,701**
		Sig. (bilateral)	.	,000
		n	90	90
	Planeamiento	Coeficiente de correlación	,701**	1,000
		Sig. (bilateral)	,000	.
		n	90	90

**. La correlación es significativa en el nivel 0,01 (bilateral).

Los resultados observados y analizados en la tabla 14, conllevan a determinar que las variables recompensa y planificación estratégica, con un Rho de Spearman = 0,701, resultando que el p< 0,01, lo que demuestra una correlación positiva con una relación considerable a positiva perfecta, confirmando la hipótesis alterna y rechazando la hipótesis nula.

Asimismo cuenta con un p-v <0.01, que demuestra una relación altamente significativa con un nivel de confianza del 99 %.

Tercera hipótesis específica

Hipótesis alterna. Existe relación entre relaciones y planificación estratégica en los Gestores de la Red de Salud Lima Norte 2017.

Hipótesis nula. No existe relación entre relaciones y planificación estratégica en los Gestores de la Red de Salud Lima Norte 2017.

Nivel de significancia: 0.05

Regla de decisión:

Si p-Valor < 0.05, Rechazar Ho.

Si p-Valor > 0.05, Aceptar Ho.

Tabla 20

Correlación relaciones y planificación estratégica

			Relaciones	Planeamiento
ho de Spearman	Relaciones	Coeficiente de correlación	1,000	,660**
		Sig. (bilateral)	.	,000
		n	90	90
	Planeamiento	Coeficiente de correlación	,660**	1,000
		Sig. (bilateral)	,000	.
		n	90	90

**. La correlación es significativa en el nivel 0,01 (bilateral).

Los resultados obtenidos y analizados estadísticamente en la tabla 14 conllevan a determinar que las variables relaciones y planificación estratégica, cuentan con coeficiente de Rho de Spearman = 1,000 para relaciones y Rho de Spearman = ,660 para planificación estratégica, resultando que el Rho > 0, lo que demuestra una correlación positiva con relación considerable a positiva perfecta, confirmando la hipótesis alterna y rechazando la hipótesis nula.

Asimismo cuenta con un p-v <0.01, demostrando una relación altamente significativa con un nivel de confianza del 99%.

Cuarta hipótesis específica

Hipótesis alterna. Existe relación entre identidad y planificación estratégica en los Gestores de la Red de Salud Lima Norte 2017.

Hipótesis nula. No existe relación entre identidad y planificación estratégica en los Gestores de la Red de Salud Lima Norte 2017.

Nivel de significancia: 0.05

Regla de decisión:

Si p-Valor < 0.05, Rechazar Ho.

Si p-Valor > 0.05, Aceptar Ho.

Tabla 21

Correlación identidad y planificación estratégica

			Identidad	Planeamiento
Rho de Spearman	Identidad	Coeficiente de correlación	1,000	,805**
		Sig. (bilateral)	.	,000
		n	90	90

Planeamiento	Coeficiente de correlación	,805**	1,000
	Sig. (bilateral)	,000	.
	n	90	90

**. La correlación es significativa en el nivel 0,01 (bilateral).

Los resultados obtenidos y analizados estadísticamente en la tabla 16 conllevan a determinar que las variables identidad y planificación estratégica, Rho de Spearman = ,812 para planificación estratégica, resultando que el Rho > 0, demostrando una correlación positiva con fuerza de relación fuerte a positiva perfecta, confirmando la hipótesis alterna y rechazando la hipótesis nula.

Asimismo cuenta con un p-v < 0.01, lo cual demuestra una relación altamente significativa con un nivel de confianza del 95 %.

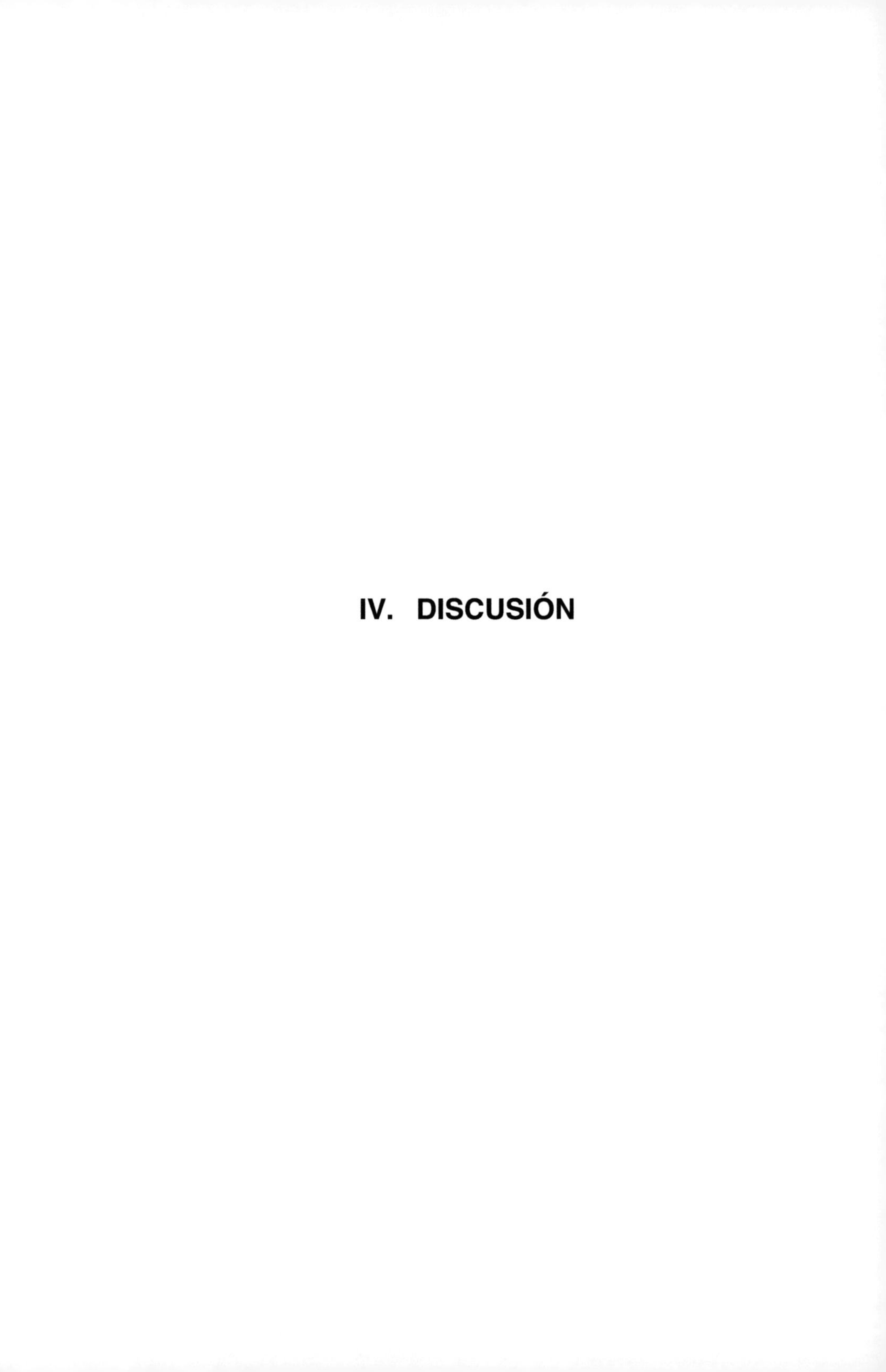

IV. DISCUSIÓN

Al término del presente trabajo de investigación y analizando los resultados obtenidos, se determina que existe relación significativa entre el clima organizacional y planificación estratégica, ya que la hipótesis general de este estudio es comprobada, tal como se muestra en la tabla 9, donde la correlación de Rho de Spearman = ,769, estos resultados determinaron que existe correlación positiva con fuerza de relación considerable, y con p <0.01, lo cual estadísticamente demostró que existe una relación altamente significativa entre las variables a un nivel de confianza del 99%. Este resultado se ve reforzado por Pérez y Rivera (2013) con la tesis Clima organizacional y satisfacción laboral en los trabajadores del instituto de investigaciones de la Amazonía peruana, período 2013 donde concluye que: El papel del clima organizacional; la estructura; la recompensa; las relaciones y la identidad, guardan relación con el planeamiento estratégico ya que percibe que la calidad de supervisor por parte de los jefes se encuentra en un nivel adecuado; el cual favorece los resultados esperados conforme los planes estratégicos, por ende, esta relación es implícita, pues no tiende a discriminarse o sesgarse cada término, sino que se hace referencia a las dos variables de manera integrada.

En cuanto a la primera hipótesis específica, los resultados obtenidos y analizados estadísticamente conllevan a determinar la existencia de una relación significativa entre estructura y planificación estratégica, ya que esta hipótesis de este estudio es aceptada, tal como se muestra en la tabla 13, donde la correlación de Rho de Spearman = ,750 para planificación estratégica, ante estos resultados se determinó que existe correlación positiva con fuerza de relación fuerte y con un p-v <0.01, por lo tanto estadísticamente se demostró que existe una relación altamente significativa entre las variables a un nivel de confianza del 99%. Este resultado se ve reforzado a lo hallado por Quispe (2015) en la tesis Planificación estratégica y competitividad empresarial en el complejo recreacional Ponseca Ecoturístico del distrito de Andahuaylas, 2015 en la que concluye que: Los resultados muestran una correlación significativa y positiva entre planificación estratégica, competitividad empresarial y clima organizacional en el Complejo Recreacional Ponceca Ecoturístico del distrito de Andahuaylas, 2015. Asimismo manifiesta que los resultados permitieron percibir que el clima organizacional sobretodo en su estructura, reporta de manera más favorable niveles más altos de motivación intrínseca, todo ello ligado con el planeamiento estratégico.

En cuanto a la segunda hipótesis específica , los resultados obtenidos y analizados estadísticamente conllevan a determinar que existe relación significativa entre recompensa y planificación estratégica, ya que la hipótesis es aceptada, como se observa en la tabla 14, donde la correlación de Rho = 1,000 para recompensa y Rho = ,701 para planificación y, como los resultados tienen el Rho > 0, lo que demuestra una correlación positiva con fuerza de relación considerable a positiva perfecta, confirmando, por lo tanto, la hipótesis alterna y rechazando la hipótesis nula y con un p <0.01, donde estadísticamente se demostró que existe una relación altamente significativa con un nivel de confianza del 99 %. Este resultado se ve reforzado a lo hallado por Lara (2012), en la tesis titulada "La medición del clima organizacional en el área de producción de detergentes en una empresa de artículos de limpieza de la Universidad Rafael Landívar" de Guatemala, en la que concluye que: Los resultados muestran una correlación significativa y positiva entre las variables de investigación, donde los mejores factores evaluados en el instrumento fueron: Plan de carrera y desarrollo con un 95%, la relación con su jefe inmediato con un 94%, trabajo en equipo con un 93%, reconocimiento y logro de objetivos con un 93%; y, donde todo ello deriva de un buen desempeño en el área correspondiente a planificación estratégica.

En cuanto a la tercera hipótesis específica , los resultados obtenidos y analizados estadísticamente conllevaron a determinar que existe relación significativa entre relaciones y planificación estratégica, ya que la hipótesis de este estudio es aceptada, como se observa en la tabla 15 y Rho de Spearman = ,660 para planificación estratégica, ante estos resultados determinaron que existe correlación positiva con fuerza de relación fuerte a positiva perfecta y con un p <0.01, demostrando que existe una relación altamente significativa a un nivel de confianza del 99 %. Este resultado se ve reforzado a lo hallado por Pereira (2012), en la tesis "Planeación estratégica para el mejoramiento de la competitividad de la empresa Ingelcas y Cía Ltda, de la Universidad de Cartagena en Colombia", en la que concluye que: Considerar el desarrollo de un plan estratégico, donde dejó claro,

La importancia de considerar el desarrollo de un plan estratégico para mejorar la gestión estratégica y los procesos gerenciales para aprovechar las oportunidades que conlleven a una mejora continua.

En cuanto a la cuarta hipótesis específica , el análisis conllevó a determinar que existe relación significativa entre nivel de identidad y planificación estratégica ya que la hipótesis es aceptada, como vemos en la tabla 16, y Rho de Spearman = ,805 para planificación estratégica; y determinó que existe correlación positiva con fuerza de relación fuerte a positiva perfecta, y, asimismo, siendo el p <0.01demostrando que existe una relación altamente significativa a un nivel de confianza del 99 %.

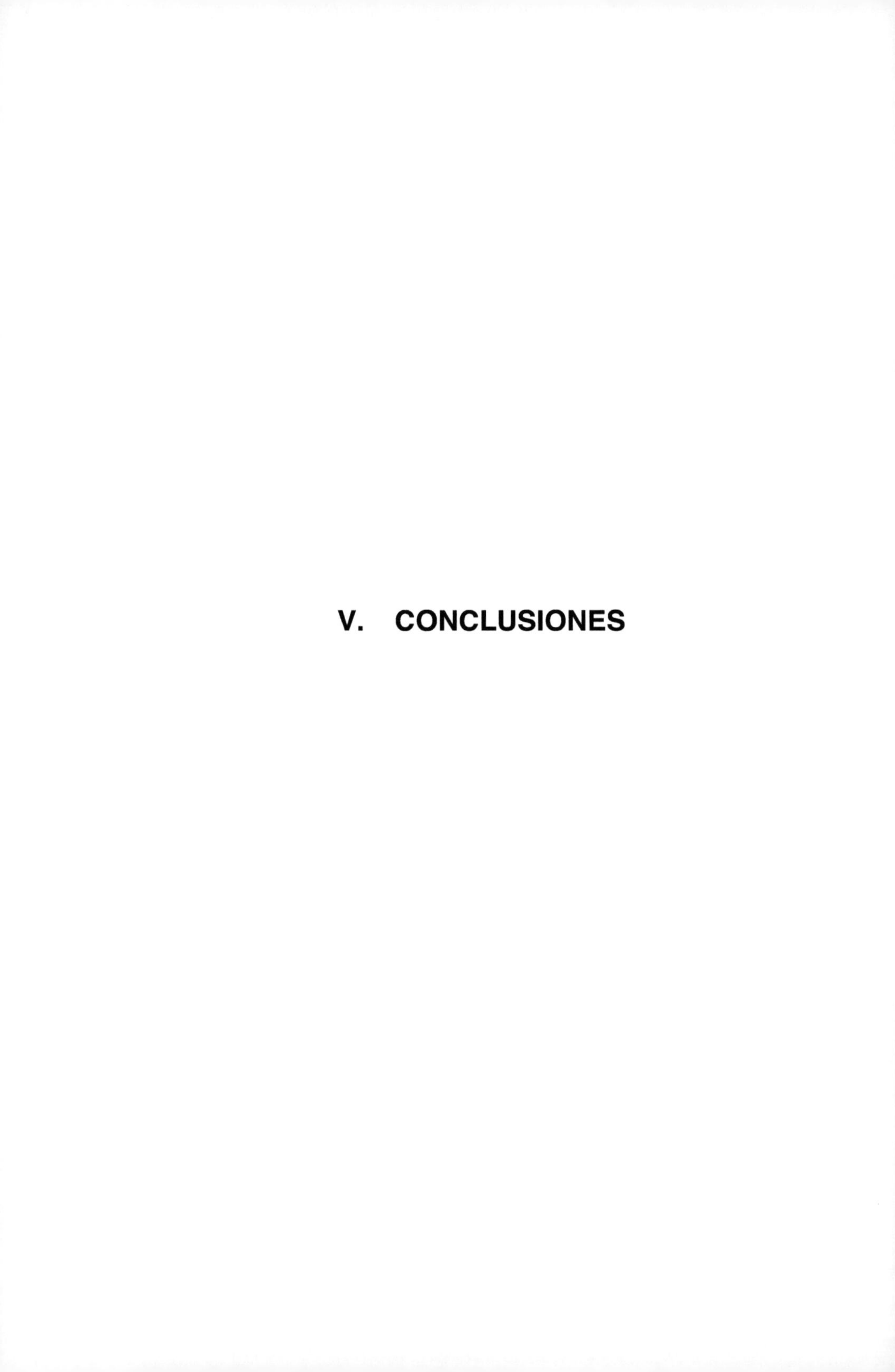

V. CONCLUSIONES

Primero:

Se ha comprobado que existe relación moderada Rho de Spearman=0.769 y significativa de (0.01) Bilateral p<0,05) entre Clima Organizacional y Planificación Estratégica en los Gestores de la Red de Salud Lima Norte, 2017.

Segundo:

Se ha comprobado que existe relación moderada Rho de Spearman =0.75 entre la dimensión estructura y Planificación Estratégica en los Gestores de la Red de Salud Lima Norte, 2017.

Tercero:

Se ha comprobado que existe relación moderada Rho de Spearman= 0,701 entre la dimensión recompensa y Planificación Estratégica en los Gestores de la Red de Salud Lima Norte, 2017.

Cuarto:

Se ha comprobado que existe relación moderada Rho de Spearman =0,660 entre la dimensión relaciones y Planificación Estratégica en los Gestores de la Red de Salud Lima Norte, 2017.

Quinto:

Se ha comprobado que existe relación moderada Rho de Spearman= 0,805 entre la dimensión identidad y Planificación Estratégica en los Gestores de la Red de Salud Lima Norte, 2016.

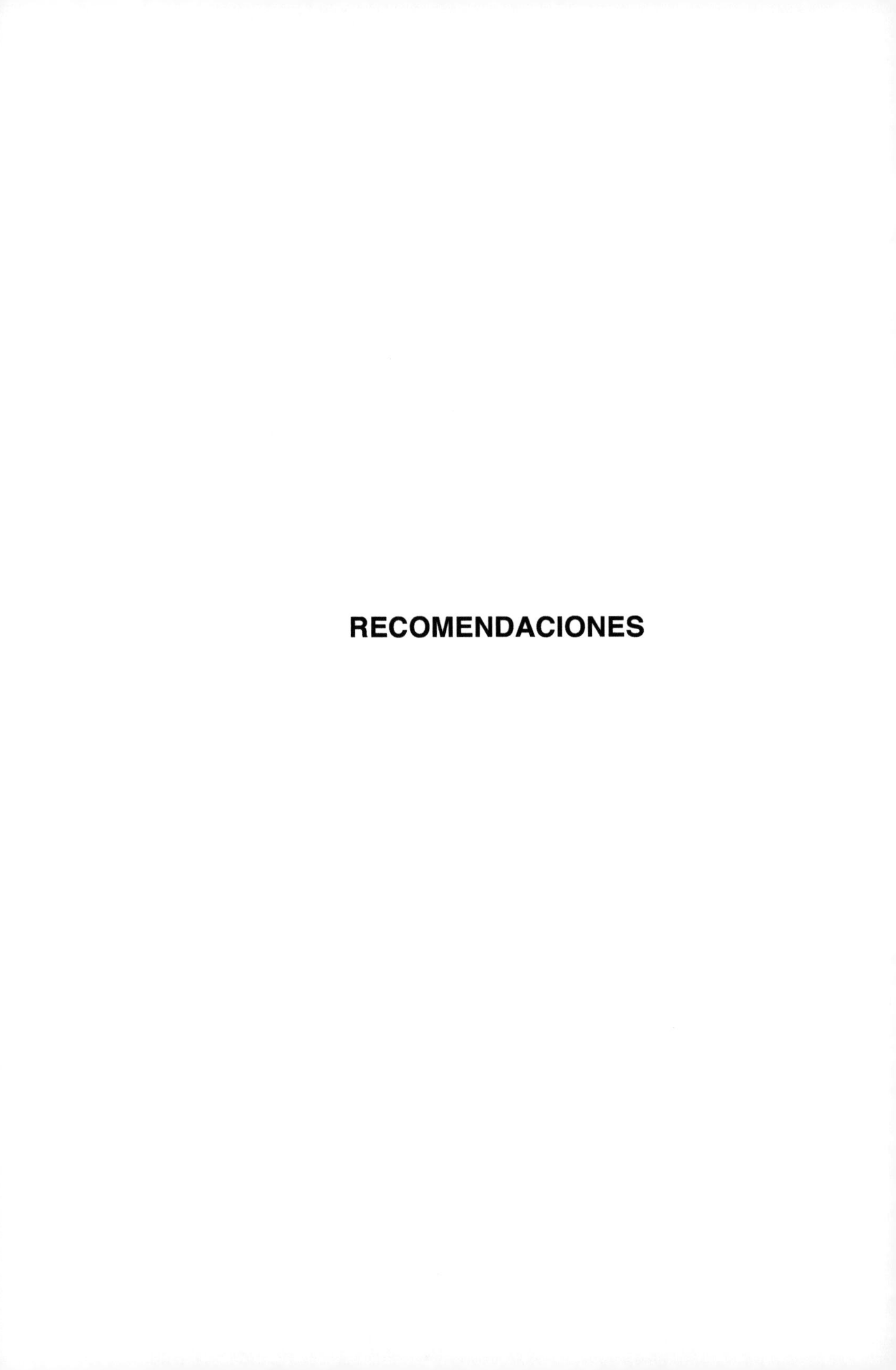

RECOMENDACIONES

Primera:

Se recomienda a las autoridades de la red de salud Lima norte – Puente Piedra, capacitarse en un desarrollo eficaz de clima organizacional que conlleve a mejorar la dirección y con el objetivo de entender las necesidades humanas, sobre todo las que se refieren al crecimiento personal como autoestima y autorrealización, ya que son conductas y actitudes que lograrán los cambios transformacionales.

Segunda:

Asimismo, se recomienda a las autoridades de la red salud Lima norte – Puente Piedra, mejorar la comunicación entre el personal asistencial y administrativo, estableciendo un clima laboral idóneo que permita un desempeño agradable de las funciones que se ejecutan diariamente y de forma ininterrumpida, que busque el interés colectivo y, sobre todo que ponga énfasis en el crecimiento personal de los trabajadores del sector salud, ya que todo ello permitirá mejorar la calidad de atención del paciente. Y lograr una mejora continua del clima organizacional con un planeamiento estratégico estructurado y ordenado.

Tercera:

Invocamos a los gestores del sector salud de la red de salud Lima norte – Puente Piedra, mejorar la actitud hacia la satisfacción laboral de su personal, no solo mediante la parte económica, sino a través de talleres de sensibilización y concientización sobre la personalidad, redundando la importancia e influencia de los diferentes caracteres en la convivencia diaria.

Cuarta:

Invocamos a los gestores de la red de salud lima norte – Puente Piedra, aplicar estrategias, tales como la meritocracia, para mejorar la dimensión motivación / inspiración, que logre motivar a su personal para alcanzar un desempeño superior, disposición para el cambio e innovación y el trabajo siempre en equipo.

Quinta:

Finalmente, y basándonos en los resultados estadísticos obtenidos en el desarrollo de la presente tesis, necesitamos reconocer la base humanística. Lo que hay que resaltar es la capacidad de poder esperar un mayor rendimiento de su personal basado en la motivación al cliente externo e interno. Se necesita apoyar los emprendimientos de los trabajadores de cada servicio que se brinda y así lograr un excelente clima organizacional, donde los únicos beneficiarios son los pacientes.

Por último, los talleres de capacitación continuos serán para fomentar el crecimiento profesional de cada empleado y así lograr una mejor atención al paciente. Un elemento importante y conviene señalar, que la conexión, demostrada, en una correlación significativa entre clima organizacional y planeamiento estratégico en los gestores de la red de salud, se construye una nueva estrategia de innovación para luchar por mejorar la salud del paciente, lo cual queda demostrado aquí.

VI. REFERENCIAS BIBLIOGRAFICAS

Ackoff, R. L. (1970). *A concept of corporate planning N. York:* WileyInterscience,

Alvarez V. (2002). *La Cultura y el clima organizacional como factores relevantes en la eficacia del Instituto de Oftalmologia.* UNMSM, Biblioteca de la facultad de Letras y Ciencias Humanas.

Andresen, M.; Domsch, M. y Cascorbi, A. (2007). *Working* unusual hours and its relationship to job satisfaction: a study of European maritime pilots. *Journal of Labor Research, 28:* 714-734

Avolio, B. y Bass, B. (2004). *From transaccional to transformation leadership: Learning to share vision. Organizational Dynamics*. New York. Published by Mind Garden, Inc.

Avolio, B. y Bass, B. (2004). *Multifactor Leadership Questionnaire.* Germany: Published by Mind Garden, Inc.

Brunet, L. (2011). *El Clima de Trabajo en las Organizaciones: Definición, Diagnóstico y Consecuencias.* México: Editorial Trillas.

Bryson, J. M. (1988). A strategic planning process for public and non-profit organizations. *Long Range Planning, vol. 21*, n°1

Bunge, M. (1983*). La investigación científica. Su estrategia y su filosofía.* Barcelona: Ariel.

Burbano, R. (2013). Presupuestos. Enfoque de Gestión, Planeación y control de Recursos. Colombia: Editorial Universidad del Valle.

Carrasco, D. (2009). *Metodología de la investigación científica*. Lima: San Marcos

Ciampa, D. (1990). *Liderazgo industrial.* Bogotá: Legis.

Coopers & Lybrand. (2006*). Liderazgo.* Valencia. Editorial: LID.

Chiavenato, I. (2009). *Comportamiento Organizacional, la dinámica del éxito en las organizaciones.* México: McGraw-Hill.

Chiavenato, I. (2011). *Administración de Recursos Humanos. México*, México D.F. Editorial: McGraw-Hill/Iteramericana editores. S.A. de C.V. 2da. Ed.

Chiavenato, I. (2011). *Planeación Estratégica Fundamentos y Aplicaciones.* México, D.F.: McGraw-Hill/Iteramericana editores. S.A. de C.V.2da ed.

Davenport, T. (2010). *Capital Humano: Creando Ventajas Competitivas a través de las Personas.* España. Gestión.

Díaz, H. (2006). *Gestión Educativa.* Lima: Crisis y Desafíos

Druker, F. (2014). *La Gerencia de Empresas.* Editorial Argentina

Edel, R., García, A. y Guzmán, F. (2007). *Clima Organizacional.* CIEA. Recuperado en: http://es.scribd.com/doc/59499299/10/Modelos-de-climaorganizacional

Fiedler, F. (2008). *Liderazgo y administración efectiva.* Madrid: Editorial/Vértice.

Garriga, Martínez, F., Barquero, J.D. (2008). *Liderazgo y reputación: El éxito no llega por casualidad.* Palma de Mallorca: Furtwangen Editores.

Gibson, J.; Ivancevich, J.; Donnelly, J.; Konopaske, R. (1998). *Organizaciones. Comportamiento, Estructura y Procesos.* México: Editorial Mc Graw Hill. Interamericana Editores, S.A.

Goncalves, Alexis. (2000). *El clima como término organizacional. Sociedad Latinoamericana para la calidad (SLC).* Bogotá. Recuperado en:

http://moodle.unid.edu.mx/dts_cursos_mdl/maestria_en_educacion/desarrollo_y_com_e_n_los_r_h/sesion4/actividades/ClimaTerminoOrganizacional.pdf

González, A. y Parera, I. (2005), Clima Organizacional*: Resultados del diagnóstico en una empresa. Revista Transporte, Desarrollo y Medio Ambiente. Vol. 25.* nº 1, pp. 42 – 44.

Hernández, Fernández, baptista. (2014). *Metodología de la investigación 6ta ed.* México: McGraw – Hill.

Hurtado, J. (2000). *El Proyecto de Investigación.* Caracas, Venezuela.

Hurtado, I.; Toro, J. (2007). Paradigmas y Métodos de Investigación en Tiempos de Cambio. Venezuela: Editorial CEC, S.A. Los Libros de El Nacional.

Lazo, J. (2010). *Pedagogía Universitaria.* Lima: Universidad Alas Peruanas.

Lee, Y. y Chang, H. (2008). Relations between team work and innovation in organizations and the job satisfaction of employees: a factor analytic study. *International Journal of Management, 25*(3): 732- 739. Madrid: International Thomson, Cop.

Likert R. (2005). *Estilos de liderazgo de Likert.* Boston: Vértice.

Lisbona, A., Palací, F. y Gómez, A. (2008), Escala de clima para la iniciativa y para la seguridad psicológica: adaptación al castellano y su relación con el desempeño organizacional. *Revista de Psicología del Trabajo y las Organizaciones. Vol. 24.* nº 2, pp. 153 – 167.

Litwin, G.H. y Stringer, R.A. (1968). *Motivation and organizational climate.* Boston: Harvard Business School Press

Marín, J. (1999). *El Clima Organizacional: Una aproximación a su concepto y su incidencia en los procesos de transformación. Revista Decisión Administrativa, 2.*

McClellan, D. (1973). *Testing for competence rether that intelligence*. American Psychologist, 28 (I), p. 1-14. Citado por: Olaz, A. (2009). *Definición de un modelo de clima laboral basado en competencias*. Murcia.

Mintzberg, H. (2009). Management: *Inside Our Strange World of Organizations*, Books University of Illinois.

Mondy, W. (2010). *Administración de Recursos Humanos*. Ed. Prentice Hall.

Moos, R. H. (1989). *Systems for the assessment and classification of human environments: An overview, R. H. Moos y P.M.* Insel (eds.), Issues in social ecology. Palo Alto: National Press Books.

Münch, L. (2010); *Administración, Gestión organizacional, enfoques y proceso administrativo*. Editorial Prentice Hall.

Mundet J. (1999). *Teorías de la Planificación Estratégica*. Madrid: Mc. Graw Hill.

Olaz, A. (2009). *Definición de un modelo de clima laboral basado en competencias*. Murcia.

Porter M. (2012). *Ser Competitivo*. Harvard Business Press. Boston: Ediciones DEUSTO.

Robins, S.; Coulter, M. (2010). *Administración*. México: Pearson.

Robbins, S. (2004). *Comportamiento organizacional. Teoría y práctica*. México: Prentice Hall Hispanoamericana.

Robins, S.; Coulter, M. (2010). *Administración.* México: Pearson.

Rodríguez, D. (2001). *Diagnóstico Organizacional.* México: Editorial Alfaomega.

Rodríguez, D (2004). *Diagnóstico Organizacional.* Chile: Ediciones Universidad Católica de Chile.

Rodríguez, A. (2005). *Administración Internacional de Recursos Humanos.* México: Editorial Thomson.

Rodríguez, D. (2006). *Gestión Organizacional, elementos para su estudio.* Chile: Alfa omega Grupo Editor. 4ta edición.

Rousseau, D.M. (1988). *The Construction of Climate in Organizational Research.* En C.I. Cooper y I. Robertson, International Review of Industrial and Organizational Psychology. Wiley, 139-158.

Ruiz J. (2007). *Validez y confiabilidad de instrumentos en la investigación cuantitativa.* Sevilla. Editorial: Barquisimeto: CIDEG, C.A.

Sánchez, S. (2010*). Metodología: El curso.* Lima, Perú: 1° Edición. CEPREDIM-UNMSM.

Shamil, N. (2001). *People & organizational management in construction.* London.

Silva, M. (1996). *El clima en las organizaciones.* Barcelona: EUB.

Zohar, D. y Luria, G. (2004), *Climate as a social-cognitive construction of supervisory safety practices: scripts as proxy of behavior patterns*, en Journal of Applied Psychology.

Wright, T. y Bonett, D. (2007). *Job satisfaction and psychological well-being as nonadditive predictors of workplace turnover.* Journal of Management, 33: 160

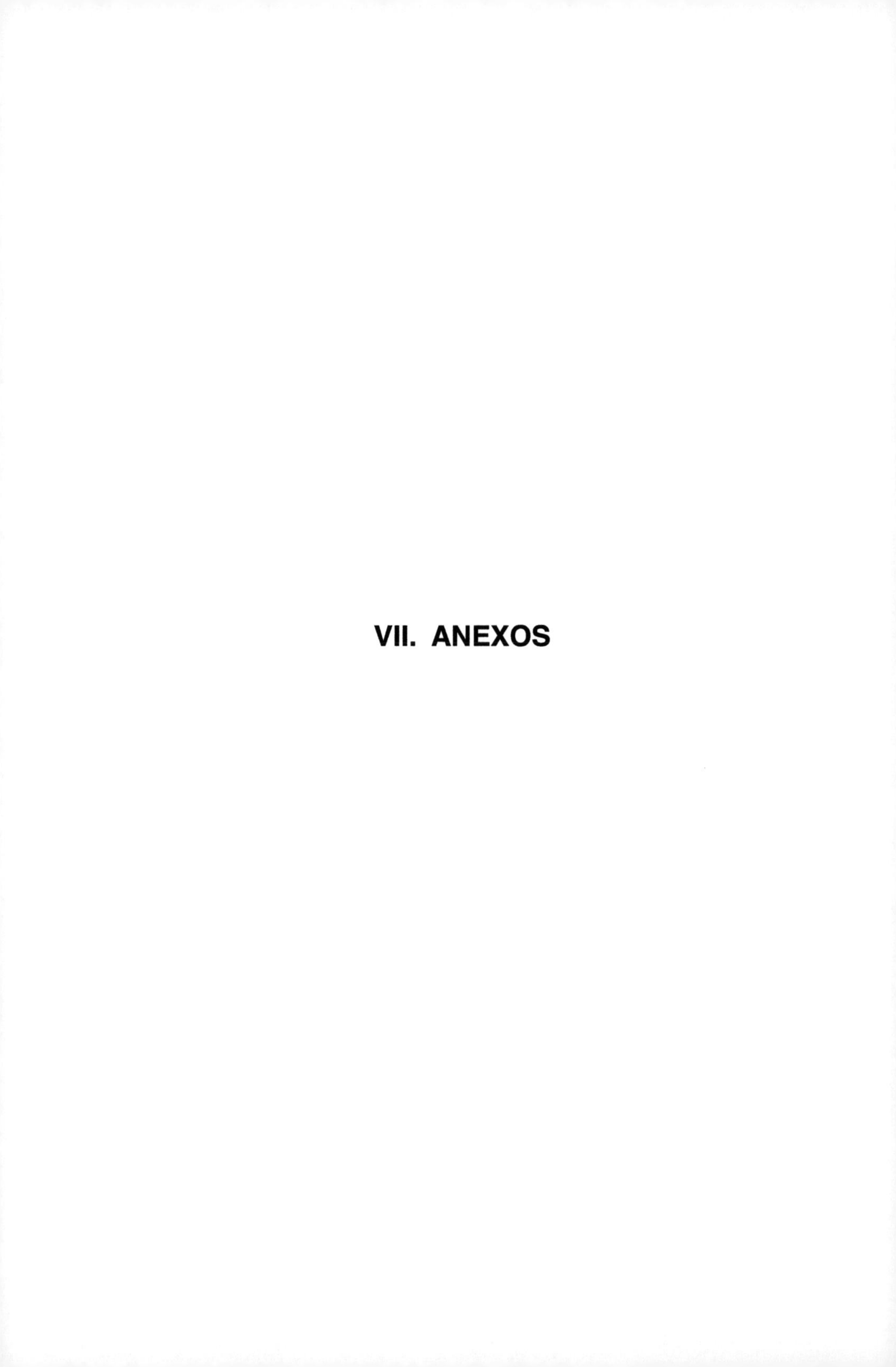

VII. ANEXOS

Anexo 1: Artículo Científico

IDECLARACIÓN JURADA

DECLARACIÓN JURADA DE AUTORÍA Y AUTORIZACIÓN PARA LA PUBLICACIÓN DEL ARTÍCULO CIENTÍFICO

Yo, Juan Carlos Martin Negrete Garay, estudiante (x), egresado ( ), docente ( ), del Programa de Maestría en Gestión de los Servicios de la Salud de la Escuela de Posgrado de la Universidad César Vallejo, identificado(a) con DNI 10612217, con el artículo titulado

"Clima organizacional y planificación estratégica en los gestores de la Red de Salud Lima Norte, 2017"

Declaro bajo juramento que:

1) El artículo pertenece a mi autoría.
2) El artículo no ha sido plagiada ni total ni parcialmente.
3) El artículo no ha sido autoplagiada; es decir, no ha sido publicada ni presentada anteriormente para alguna revista.
4) De identificarse la falta de fraude (datos falsos), plagio (información sin citar a autores), autoplagio (presentar como nuevo algún trabajo de investigación propio que ya ha sido publicado), piratería (uso ilegal de información ajena) o falsificación (representar falsamente las ideas de otros), asumo las consecuencias y sanciones que de mi acción se deriven, sometiéndome a la normatividad vigente de la Universidad César Vallejo.
5) Si, el artículo fuese aprobado para su publicación en la Revista u otro documento de difusión, cedo mis derechos patrimoniales y autorizo a la Escuela de Posgrado, de la Universidad César Vallejo, la publicación y divulgación del documento en las condiciones, procedimientos y medios que disponga la Universidad.

Lugar y fecha : San Juan de Lurigancho, 24 de junio del 2017

Nombres y apellidos : Juan Carlos Martin Negrete Garay

1. Título

Clima organizacional y planificación estratégica en los gestores de la Red de Salud Lima Norte, 2017.

2. Autor

Negrete Garay, Juan Carlos Martin - jnegrete61@hotmail.com – Red de Salud Lima Norte.

3. Resumen

El presente trabajo de investigación se plantea como propósito fundamental de la presente investigación, analizar y determinar la relación entre el clima organizacional y la planificación estratégica en los gestores de la red de salud Lima norte. El presente trabajo es de enfoque cuantitativo, método hipotético-deductivo, asimismo, el tipo de investigación es básica, diseño no experimental y el nivel de investigación es descriptivo. Los resultados estadísticos demuestran que la variable clima organizacional y la planificación estratégica se relacionan significativamente (p<0.01).

Los resultados observados y analizados determinan una relación significativa entre el clima organizacional y planificación estratégica ya que la hipótesis general de este estudio es aceptada, con un Rho de Spearman =,769 para planificación estratégica, lo cual estadísticamente se determinó que existe correlación positiva con una fuerza de relación que va de fuerte a positiva perfecta, confirmando, por lo tanto, la hipótesis alterna y rechazando la hipótesis nula de las variables y con un p-v <0.01, por lo tanto estadísticamente se demostró que existe una relación altamente significativa entre las variables a un nivel de confianza del 99%.

4. Palabras claves

Clima organizacional, planificación estratégica, gestión.

5. Abstract

The main purpose of this research is to analyze and determine the relationship between organizational climate and strategic planning in the managers of the Lima Norte health network, to improve the relationship and quality of management actions. The present research was approached through the quantitative approach, the method was hypothetical-deductive, also the type of research is applied, non-experimental design and the level of research is descriptive. Statistical results show that the organizational climate variable and strategic planning are significantly related

The observed and analyzed results determine a significant relationship between the organizational climate and strategic planning since the general hypothesis of this study is accepted, Rho de Spearman = 769 for strategic planning, which was statistically determined That there is a positive correlation with a strength of relation that goes from strong to positive perfect, thus confirming the alternative hypothesis and rejecting the null hypothesis of the variables and with a pv <0.01, therefore statistically it was demonstrated that there is a Highly significant relationship between the variables at a confidence level of 99%.

6. Keywords

Organizational climate, strategic planning, management.

7. Introducción

Esta investigación hace una referencia al estudio de cómo se interrelacionan las variables clima organizacional y planificación estrategia de tal manera que tengamos un paciente atendido en forma satisfactoria y con calidad. De acuerdo a los resultados obtenidos y a través de unos procesos de mejora continua, se espera una mejor atención en los establecimientos de salud. Donde es necesario precisar que la mejora del clima organizacional está íntimamente relacionado con el óptimo proceso sistémico de los recursos humanos y un adecuado manejo de la planificación estratégica. Lográndose así un equilibrio dentro de la estructura organizacional en entidades de salud.

Cabe señalar que debido a la permanente carencia en atención en salud se vio necesario elaborar esta investigación de modo que el presente trabajo sirva como una fuente de información para mejorar la atención del paciente y por consiguiente mejorar su salud. La confianza en este trabajo se hizo sobre la necesidad básica del ser humano gozar de buena salud, por tal motivo el personal cuya función es mejorar la salud del paciente debe tomar conciencia y actuar de manera responsable y proactiva de tal manera que el paciente ya no verlo como un problema sino verlo como un generador de beneficios y productividad ya que sin salud este no genera ingresos.

Para obtener un estudio claro y organizado, se ha distribuido el presente trabajo de acuerdo a la siguiente estructura: La primera parte, está plasmada en la introducción, donde se describe la realidad problemática, la formulación de los problemas, los objetivos, antecedentes, justificación fundamentación científica y las hipótesis. La segunda parte está el marco metodológico, donde se presentan las variables, su definición conceptual y operacional, operacionalizacion de las variables, metodología, tipos, diseño, población, muestra y muestreo técnicas e instrumentos de recolección de datos, validez y confiabilidad de los instrumentos de medición, el formato técnico del instrumento de medición, la prueba de normalidad y el método de análisis de datos, en la tercera parte viene los resultados, que comprende la descripción de los resultados, la prueba de hipótesis y dentro de ello el análisis paramétrico y no paramétrico. Asimismo contiene la discusión de resultados, conclusiones, recomendaciones, referencias bibliográficas y anexos donde se adjuntan la matriz de consistencia, los instrumentos de medición, los certificados de validez de juicio de expertos y la base de datos de las variables.

8. Metodología

El presente trabajo de investigación se abordó mediante el enfoque cuantitativo, ya que los estudios de corte cuantitativo pretenden la explicación de una realidad social vista desde una perspectiva externa y objetiva. El antecedente principal en este enfoque se trabajó con dos variables: Clima organizacional y Planificación Estratégica. El método fue hipotético-deductivo, porque se observó el problema, se formuló hipótesis y se realizó la prueba oportuna, con un tipo de investigación básica, ya que tiene como fin la búsqueda del progreso científico a través del aumento de los conocimientos teóricos, sin poner énfasis directamente en sus posibles aplicaciones o consecuencias prácticas; donde el diseño de esta investigación es no experimental, puesto que no se probará algo ni se intentará implementar algo nuevo. El proyecto será de carácter transversal o transeccional, ya que se evaluará una situación o muestra en un periodo determinado. Se considera una investigación no experimental porque estudia los factores del clima organizacional y planificación estratégica y se recolectarán los resultados y estos serán solo válidos para el tiempo y lugar en que se efectúa el estudio, recolectando los datos una única vez. Asimismo de una población de 170 personas, se tomó como muestra a 90 gestores de salud, los cuales conformaron nuestra unidad de estudio, se presentaron con disposición a escuchar el informe de desarrollo, ya que antes, previamente se les solicitó su apoyo; actitud y buen ánimo; son personal de salud a tiempo completo y llevan trabajando en su institución mínimo tres años. Para la presente investigación se aplicó la encuesta como técnica de recolección de datos y dicha encuesta se aplicó a los gestores de cada establecimiento de salud, consistente en dos cuestionarios con escala de medición tipo Likert. Luego, se analizó los datos obtenidos de la muestra a través del programa estadístico SPSS versión 24.0 en español. Para la contrastación de la hipótesis general, e hipótesis específicas y teniendo en cuenta que los datos de las dos variables son ordinales, se seleccionó y aplicó el estadístico adecuado. Posteriormente, los datos se analizaron siguiendo la estadística descriptiva y luego la estadística inferencial, se logró obtener las tablas, las gráficas de barra correspondientes y se aplicaron los test estadísticos para obtener la correlación de las variables, se utilizó el test de Spearman para contrastar la hipótesis. Asimismo, la validación de los instrumentos se realizó mediante la modalidad de juicio de expertos en la materia, para la cual se invitó a docentes con grado de magister, docentes, investigadores, quienes han evaluado y aprobado de manera independiente la pertinencia, relevancia y claridad con la que están redactados los ítems o reactivos de los instrumentos Cuestionarios y para determinar la confiabilidad se sometió el instrumento al estadístico coeficiente Alfa de Cronbach, con el programa SPSS versión 24.

9. Resultados

Al realizarse los estudios respectivos se halló que con respecto a la variable clima organizacional predomina en las respuestas un nivel medio de 76.57%; en cuanto a sus dimensiones se observó con respecto a estructura, que un 80.0% afirmaron que la consideración individual está en el nivel medio, el cual predominó; en relación a recompensa predominó un 55.56% con el nivel medio; en comparación a la dimensión relaciones, un 55% predominó con el nivel medio; asimismo con respecto a identidad, un 61,11% predominó con el nivel. En relación a la variable planificación estratégica predominó una tendencia deficiente de 57.78% en el nivel medio deficiente. Al realizarse la contratación de hipótesis se aceptaron las siguientes hipótesis alternas: Existe relación entre el clima organizacional y planificación estratégica en los establecimientos de la red de salid lima norte IV,

2017. Existe relación entre clima organizacional y economía, eficacia, eficiencia, economía.

Los resultados observados y analizados determinan una relación significativa entre el clima organizacional y planificación estratégica ya que la hipótesis general de este estudio es aceptada, de acuerdo a un de Spearman =,769 para planificación estratégica, lo cual estadísticamente se determinó que existe correlación positiva con una fuerza de relación que va de fuerte a positiva perfecta, confirmando, por lo tanto, la hipótesis alterna y rechazando la hipótesis nula de las variables y con un p-v <0.01, por lo tanto estadísticamente se demostró que existe una relación altamente significativa entre las variables a un nivel de confianza del 99%.

10. Discusión

Al término del presente trabajo de investigación y analizando los resultados obtenidos, se determina que existe relación significativa entre el clima organizacional y planificación estratégica, ya que la hipótesis general de este estudio es comprobadadonde la correlación de Rho de Spearman = ,769, estos resultados determinaron que existe correlación positiva con fuerza de relación considerable, y con p-v <0.01, lo cual estadísticamente demostró que existe una relación altamente significativa entre las variables a un nivel de confianza del 99%.

En cuanto a la primera hipótesis específica, los resultados obtenidos y analizados estadísticamente conllevan a determinar la existencia de una relación significativa entre estructura y planificación estratégica, ya que esta hipótesis de este estudio es aceptada, donde la correlación de Rho de Spearman = ,750 para planificación estratégica, ante estos resultados se determinó que existe correlación positiva con fuerza de relación fuerte y con un p-v <0.01, por lo tanto estadísticamente se demostró que existe una relación altamente significativa entre las variables a un nivel de confianza del 99%.

En cuanto a la segunda hipótesis específica , los resultados obtenidos y analizados estadísticamente conllevan a determinar que existe relación significativa entre recompensa y planificación estratégica, ya que la hipótesis es aceptada, donde la correlación de Rho = 1,000 para recompensa y Rho = ,701 para planificación y, como los resultados tienen el Rho > 0, lo que demuestra una correlación positiva moderada de relación considerable a positiva perfecta, confirmando, por lo tanto, la hipótesis alterna y rechazando la hipótesis nula y con un p-v <0.01, donde estadísticamente se demostró que existe una relación altamente significativa con un nivel de confianza del 99 %.

En cuanto a la tercera hipótesis específica , los resultados obtenidos y analizados estadísticamente conllevaron a determinar que existe relación significativa entre relaciones y planificación estratégica, ya que la hipótesis de este estudio es aceptada, como se observa en el Rho de Spearman = ,660 para planificación estratégica, ante estos resultados determinaron que existe correlación positiva con fuerza de relación fuerte a positiva perfecta y con un p-v <0.01, demostrando que existe una relación altamente significativa a un nivel de confianza del 99 %.

En cuanto a la cuarta hipótesis específica, el análisis conllevó a determinar que existe relación significativa entre nivel de identidad y planificación estratégica ya que la hipótesis es aceptada, con un Rho de Spearman = ,805 para planificación estratégica; y determinó que existe correlación positiva con fuerza de relación fuerte a positiva perfecta, y, asimismo, siendo el p-v <0.01demostrando que existe una relación altamente significativa a un nivel de confianza del 99 %.

11. Conclusiones.

Se observa que la gestión eficiente de clima organizacional es decisiva dentro del desarrollo de actividades de una empresa ya que conlleva a una planificación estratégica óptima Se ha comprobado que existe relación moderada Rho de Spearman=0.769 y significativa de (0.01) Bilateral p<0,05) entre Clima Organizacional y Planificación Estratégica en los Gestores de la Red de Salud Lima Norte IV, 2017

Como segunda Se ha comprobado que existe relación moderada Rho de Spearman =0.75 entre la dimensión estructura y Planificación Estratégica en los Gestores de la Red de Salud Lima Norte IV, 2017. Como tercera Se ha comprobado que existe relación moderada Rho de Spearman= 0,701 entre la dimensión recompensa y Planificación Estratégica en los Gestores de la Red de Salud Lima Norte IV, 2017. Como cuarta conclusión, se ha Se ha comprobado que existe relación moderada Rho de Spearman =0,660 entre la dimensión relaciones y Planificación Estratégica en los Gestores de la Red de Salud Lima Norte IV, 2017. Como quinta conclusión se ha comprobado que existe relación moderada Rho de Spearman= 0,805 entre la dimensión identidad y Planificación Estratégica en los Gestores de la Red de Salud Lima Norte IV, 2016

11. Referencias

Avolio, B; Bass, B. (2004). From transaccional to transformation leadership: Learning to share vision. Organizational Dynamics. New York. Published by Mind Garden, Inc.

Avolio, B; Bass, B. (2004). *Multifactor Leadership Questionnaire*. Germany: Published by Mind Garden, Inc.

Chiavenato, I. (2011). *Administración de Recursos Humanos*. México, (2da. Edición) México D.F.: McGraw-Hill/Iteramericana editores. S.A. de C.V.

Chiavenato, I. (2009). *Comportamiento Organizacional, la dinámica del éxito en las organizaciones*. México: McGraw-Hill.

Chiavenato, I. (2011). Planeacion Estrategica Fundamentos y Aplicaciones. México, D.F.: McGraw-Hill/Iteramericana editores. S.A. de C.V.

Gibson, J.; Ivancevich, J.; Donnelly, J.; Konopaske, R. (1998). *Organizaciones. Comportamiento, Estructura y Procesos.* México: Editorial Mc Graw Hill. Interamericana Editores, S.A.

Hernández, Fernández, baptista. (2014). *Metodología de la investigación*. México: McGraw – Hill Sexta edición.

Hurtado, I.; Toro, J. (2007). *Paradigmas y Métodos de Investigación en Tiempos de Cambio*. Venezuela: Editorial CEC, S.A. Los Libros de El Nacional.

Likert R. (2005). *Estilos de liderazgo de Likert*. Boston:Editorial/Vértice.

Anexo 2: Matriz de Consistencia

Clima Organizacional y Planificación Estratégica, en los Gestores de la Red de Salud Lima Norte 2017

PROBLEMA	OBJETIVO	HIPOTESIS	VARIABLES	FACTORES	INDICADORES	VARIABLES ESTADISTICAS	ESCALA DE MEDICION	DISEÑO METODOLOGICO
Problema General ¿Cuál es la relación entre Clima Organizacional y Planificación Estratégica en los Gestores de la Red de Salud Lima Norte IV, 2017?	**Objetivo General** Determinar la relación entre Clima Organizacional y Planificación Estratégica en los Gestores de la Red de Salud Lima Norte IV, 2017.	**Hipótesis General** Existe relación entre Clima Organizacional y Planificación Estratégica en los Gestores de la Red de Salud Lima Norte IV, 2017.		Estructura	- . Cumplimiento de las reglas y procedimientos - Toma de decisiones	Cuantitativa	Ordinal	**TIPO:** **Aplicada**
				Recompensa	. Reconocimiento . Consideración de necesidades individuales . Da y acepta retroalimentación	Cuantitativa	Ordinal	**DISEÑO:** **Bi - Variable** **No experimental** **Correlacional**
Problemas Específicos	**Objetivos Específicos**	**Hipótesis específicas**		Relaciones	. Manejo de momentos difíciles. . Estimula preocupación por objetivos . Potencia la creatividad . Potencia la innovación	Cuantitativa	Ordinal	
¿Cuál es la relación entre la dimensión estructura y Planificación Estratégica en los Gestores de la Red de Salud Lima Norte IV, 2017?	Determinar la relación entre la dimensión estructura y Planificación Estratégica en los Gestores de la Red de Salud Lima Norte IV, 2017.	Existe relación entre la dimensión estructura y Planificación Estratégica en los Gestores de la Red de Salud Lima Norte IV, 2017.	Clima Organizacional	Identidad	. Apoyo institucional . Lealtad y Serenidad .Identificación y afronta situaciones de tensión Libertad de expresión de opiniones. . Comunicación fluida con dirección.	Cuantitativa	Ordinal	**METODO:** **Hipotético Deductivo** **Regresión Lineal** **Bi- Variable**
¿Cuál es la relación entre la dimensión recompensa y Planificación Estratégica en los Gestores de la Red de Salud Lima Norte IV, 2017?	Determinar la relación entre la dimensión recompensa y Planificación Estratégica en los Gestores de la Red de Salud Lima Norte IV, 2017.	Existe relación entre la dimensión recompensa y Planificación Estratégica en los Gestores de la Red de Salud Lima Norte IV, 2017.		Economía	. Mayor identificación con los objetivos y metas. . Información suficiente sobre planes y objetivos institucionales. -Presupuesto - Planificación	Cuantitativa	Ordinal	**POBLACION:** **150**

¿Cuál es la relación entre la dimensión relaciones y Planificación Estratégica en los Gestores de la Red de Salud Lima Norte IV, 2017?	Determinar la relación entre la dimensión relaciones y Planificación Estratégica en los Gestores de la Red de Salud Lima Norte IV, 2017.	Existe relación entre la dimensión relaciones y Planificación Estratégica en los Gestores de la Red de Salud Lima Norte IV, 2017.	Planificación Estratégica	Eficacia	. Condiciones adecuadas para trabajar. . Disposición de medios técnicos suficientes. . Cumplimiento con las medidas de seguridad . Las condiciones físicas (temperatura, espacio, equipamiento, Iluminación, limpieza general.	Cuantitativa	Ordinal	**MUESTRA:** **90** **ANALISIS DE DATOS:** **SPSS v24** **TECNICA**: Encuesta
¿Cuál es la relación entre la dimensión identidad y Planificación Estratégica en los Gestores de la Red de Salud Lima Norte IV, 2017?	Determinar la relación entre la dimensión identidad y Planificación Estratégica en los Gestores de la Red de Salud Lima Norte IV, 2017.	Existe relación entre la dimensión identidad y Planificación Estratégica en los Gestores de la Red de Salud Lima Norte IV, 2016. .		Eficiencia	. Reconocimiento por el trabajo bien hecho – Optimizado – Mejora continua. . Sistemas de evaluación del trabajo desempeñado	Cuantitativa	Ordinal	
				Calidad	. Carga de trabajo asumible . Estructura organizativa adecuada a las necesidades . Trabajar con eficacia y eficiencia	Cuantitativa	Ordinal	

Anexo 3: Consentimiento de la Dirección Ejecutiva de la Red de Salud Lima Norte

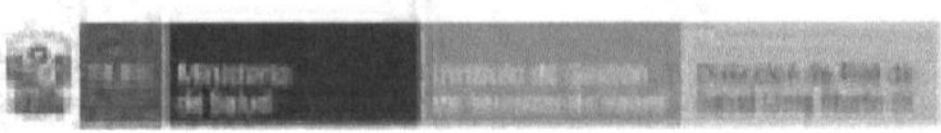

CONSTANCIA Del ESTUDIO DE CLIMA ORGANIZACIONAL en los 17 Establecimientos de la Red de Salud Lima Norte IV

El que suscribe, Director Ejecutivo de la Red de Salud Lima Norte IV, en representación del Medico Gilmar Espinoza Pastrana con Nivel F-4 – Director Ejecutivo de la Red de Salud Lima Norte IV. Con Resolución Jefatura RJ-613-2016/IGSS.

CERTIFICA:

Que el Sr. JUAN CARLOS MARTIN NEGRETE GARAY, identificado con DNI 10612217 ha prestado ejecutado una investigación para conocer cuál es la relación entre Clima Organizacional y Planificación Estratégica en los Gestores de la Red de Salud Lima Norte IV, 2017, a partir del 3 de Enero del 2017 al 31 de Marzo del 2107.

Se expide el documento, de acuerdo a la Ley para los fines que el interesado crea conveniente

Lima 12 de Febrero del 2106

CARR. PANAMERICANA NORTE KM 27.5 MZ LOTE 6 URB TAMBO INGA (PARADERO FAMESA)
LIMA PUENTE PIEDRA TELEFONO 017197232

Anexo 4: Matriz de Datos

Matriz de datos

BASE DE DATOS CLIMA ORGANIZACIONAL

ITEM	A	B	C	D	CLIMA
	ESTRUCTURA	RECOMPENSA	RELACIONES	IDENTIDAD	
1	22	25	26	19	92
2	14	20	15	11	60
3	16	21	21	15	73
4	21	21	22	17	81
5	14	19	13	11	57
6	13	18	15	11	57
7	19	22	21	15	77
8	19	21	21	15	76
9	14	19	14	13	60
10	16	20	22	15	73
11	22	25	26	19	92
12	14	20	15	11	60
13	16	21	21	15	73
14	21	21	22	17	81
15	14	19	13	11	57
16	13	18	15	11	57
17	19	22	21	15	77
18	19	21	21	15	76
19	16	20	22	15	73
20	16	20	22	15	73
21	22	25	26	19	92
22	14	20	15	11	60
23	16	21	21	15	73
24	21	21	22	17	81
25	14	19	13	11	57
26	13	18	15	11	57
27	19	22	21	15	77
28	19	21	21	15	76
29	14	19	14	13	60
30	16	20	22	15	73
31	22	25	26	19	92
32	14	20	15	11	60
33	16	21	21	15	73
34	21	21	22	17	81
35	14	19	13	11	57
36	13	18	15	11	57
37	19	22	21	15	77
38	19	21	21	15	76
39	14	19	14	13	60
40	16	20	22	15	73
41	16	21	21	15	73
42	22	25	26	19	92
43	14	19	14	13	60
44	16	20	22	15	73
45	21	21	22	17	81

Matriz de datos

BASE DE DATOS CLIMA ORGANIZACIONAL

ITEM	A	B	C	D	CLIMA
	ESTRUCTURA	RECOMPENSA	RELACIONES	IDENTIDAD	
46	14	19	13	11	57
47	13	18	15	11	57
48	19	22	21	15	77
49	19	21	21	15	76
50	14	19	14	13	60
51	16	20	22	15	73
52	22	25	26	19	92
53	14	20	15	11	60
54	16	21	21	15	73
55	21	21	22	17	81
56	14	19	15	11	59
57	16	20	22	15	73
58	16	20	22	15	73
59	22	25	26	19	92
60	14	20	15	11	60
61	16	21	21	15	73
62	21	21	24	17	83
63	14	19	15	11	59
64	13	18	15	13	59
65	19	22	21	15	77
66	19	21	21	15	76
67	14	19	14	13	60
68	16	20	22	15	73
69	22	25	26	19	92
70	14	20	15	11	60
71	16	21	21	15	73
72	21	21	24	17	83
73	16	20	22	15	73
74	22	25	26	19	92
75	14	20	17	11	62
76	16	21	21	15	73
77	21	21	24	17	83
78	14	19	15	11	59
79	13	18	17	11	59
80	19	22	21	15	77
81	19	21	21	15	76
82	14	19	14	13	60
83	16	20	22	15	73
84	22	25	26	19	92
85	14	20	15	11	60
86	16	21	21	15	73
87	21	21	22	17	81
88	14	19	13	11	57
89	13	18	17	11	59
90	19	22	21	15	77

Matriz de datos

BASE DE DATOS PLANEAMIENTO ESTRATEGICO

ITEM	A	B	C	D	PLANEAMIENTO ESTRATEGICO
	ECONOMIA	EFCACIA	EFICIENCIA	CALIDAD	
1	13	26	21	16	76
2	13	19	16	11	59
3	13	21	22	14	70
4	13	21	23	15	72
5	13	20	19	11	63
6	13	20	18	12	63
7	13	22	22	15	72
8	13	22	23	15	73
9	13	21	18	11	63
10	13	21	21	15	70
11	13	26	22	16	77
12	13	19	19	11	62
13	18	21	19	14	72
14	21	21	18	15	75
15	19	20	17	11	67
16	20	20	18	12	70
17	19	22	22	15	78
18	19	22	20	15	76
19	19	21	17	11	68
20	21	21	21	15	78
21	22	26	20	16	84
22	19	19	17	11	66
23	20	21	22	14	77
24	22	21	20	15	78
25	22	20	18	11	71
26	22	20	20	12	74
27	22	22	21	15	80
28	22	22	18	15	77
29	22	21	20	11	74
30	22	21	21	15	79
31	22	26	19	16	83
32	22	19	20	11	72
33	20	21	21	14	76
34	21	21	18	15	75
35	18	20	22	11	71
36	19	20	20	12	71
37	13	22	21	15	71
38	13	22	20	15	70
39	13	21	16	11	61
40	13	21	22	15	71
41	13	21	16	15	65
42	13	26	24	16	79
43	13	19	16	11	59
44	13	21	17	14	65
45	13	21	19	15	68

Matriz de datos

BASE DE DATOS PLANEAMIENTO ESTRATEGICO

ITEM	A	B	C	D	PLANEAMIENTO ESTRATEGICO
	ECONOMIA	EFCACIA	EFICIENCIA	CALIDAD	
46	19	20	19	11	69
47	17	20	19	12	68
48	18	22	22	15	77
49	20	22	19	15	76
50	18	21	19	11	69
51	24	21	20	15	80
52	24	26	24	16	90
53	24	19	18	11	72
54	24	21	19	14	78
55	24	21	22	15	82
56	24	20	18	11	73
57	24	21	21	14	80
58	20	21	22	15	78
59	20	26	24	16	86
60	18	19	18	11	66
61	18	21	22	14	75
62	13	21	20	15	69
63	13	20	20	11	64
64	13	20	18	12	63
65	13	22	22	15	72
66	13	22	19	15	69
67	13	21	18	11	63
68	13	21	23	15	72
69	13	26	22	16	77
70	17	19	22	11	69
71	19	21	22	14	76
72	20	21	18	15	74
73	18	21	22	15	76
74	18	26	22	16	82
75	17	19	19	11	66
76	20	21	22	14	77
77	20	21	19	15	75
78	16	20	20	11	67
79	19	20	18	12	69
80	17	22	19	15	73
81	19	22	21	15	77
82	21	21	16	11	69
83	20	21	20	15	76
84	18	26	21	16	81
85	21	19	22	11	73
86	21	21	21	14	77
87	20	21	19	15	75
88	19	20	22	11	72
89	21	20	18	12	71
90	19	22	22	15	78

Anexo 5: Análisis de confiabilidad

Clima Organizacional / Planificación Estratégica

Estadísticos de fiabilidad para los instrumentos de las variables

Instrumento	Estadísticos de fiabilidad	
	Alfa de Cronbach	N de elementos
Clima Organizacional	,806	25
Cuestionario Planificación Estratégica	,803	25

La tabla 7 representa los resultados del análisis de confiabilidad de las variables y refleja resultados que confirman información altamente confiable.

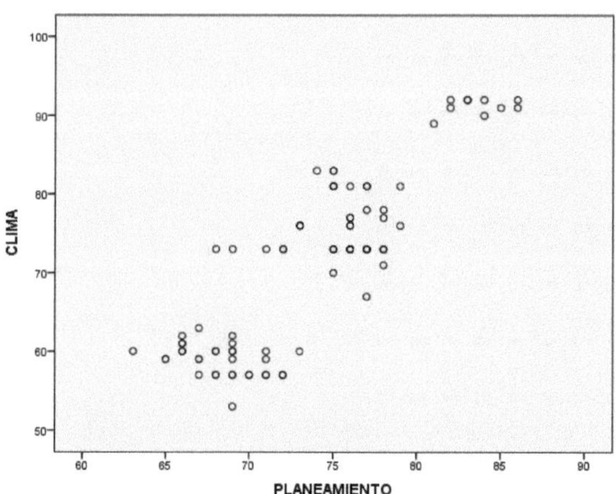

Figura 9. Dispersión de las variables clima organizacional y planeamiento estratégico

Anexo 6: Base de Datos de la prueba piloto

CONFIABILIDAD: ALFA DE CRONBACH – VARIABLE 1 – CLIMA ORGANIZACIONAL

Variable: Clima Organizacional																									
Persc	1	2	3	4	5	6	7	8	9	10	11	12	13	14	15	16	17	18	19	20	21	22	23	24	25
1	4	3	4	3	4	2	3	4	4	4	4	2	4	4	4	3	3	4	4	4	4	4	3	4	4
2	2	1	2	3	3	3	4	3	2	2	2	4	3	2	2	4	4	2	3	2	3	2	4	2	2
3	3	2	3	2	3	3	3	3	3	3	3	3	3	3	3	3	3	3	3	3	3	3	3	3	3
4	4	3	4	3	3	2	2	4	3	3	3	2	4	3	3	3	2	4	4	3	4	4	3	3	3
5	2	1	2	4	2	3	4	3	2	2	2	3	3	2	1	4	4	2	2	2	3	2	4	2	2
6	2	1	2	3	2	3	3	3	2	2	2	3	3	2	2	3	4	2	2	2	3	2	4	2	2
7	3	2	3	3	4	2	3	4	3	3	3	3	3	3	3	3	3	3	3	3	3	3	3	3	3
8	3	3	3	3	3	2	3	3	3	3	3	3	3	3	2	3	3	3	4	3	3	3	3	3	3
9	2	1	2	4	2	3	3	3	2	2	2	4	3	2	1	4	4	2	3	2	3	2	4	3	3
10	3	2	3	2	3	3	3	3	2	3	3	3	3	3	3	3	3	3	4	3	3	3	3	3	3

Estadistica de Fiabilidad	
Alfa de Cronbach	N de Elementos
,973	25

Escala: Dimensión1: Estructura

Estadistica de Fiabilidad	
Alfa de Cronbach	N de Elementos
,954	6

Person/Preg	1	2	3	4	5	6
1	4	3	4	3	4	2
2	2	1	2	3	3	3
3	3	2	3	2	3	3
4	4	3	4	3	3	2
5	2	1	2	4	2	3
6	2	1	2	3	2	3
7	3	2	3	3	4	2
8	3	3	3	3	3	2
9	2	1	2	4	2	3
10	3	2	3	2	3	3

Escala: Dimensión 2: Recompensa

Estadistica de Fiabilidad	
Alfa de Cronbach	N de Elementos
,948	7

Person/Preg	7	8	9	10	11	12	13
1	3	4	4	4	4	2	4
2	4	3	2	2	2	4	3
3	3	3	3	3	3	3	3
4	2	4	3	3	3	2	4
5	4	3	2	2	2	3	3
6	3	3	2	2	2	3	3
7	3	4	3	3	3	3	3
8	3	3	3	3	3	3	3
9	3	3	2	2	2	4	3
10	3	3	2	3	3	3	3

Escala: Dimensión 3: Relaciones

Estadistica de Fiabilidad	
Alfa de Cronbach	N de Elementos
,885	7

Person/Preg	14	15	16	17	18	19	20
1	4	4	3	3	4	4	4
2	2	2	4	4	2	3	2
3	3	3	3	3	3	3	3
4	3	3	3	2	4	4	3
5	2	1	4	4	2	2	2
6	2	2	3	4	2	2	2
7	3	3	3	3	3	3	3
8	3	2	3	3	3	4	3
9	2	1	4	4	2	3	2
10	3	3	3	3	3	4	3

Escala: Dimensión 4: Identidad

Estadistica de Fiabilidad	
Alfa de Cronbach	N de Elementos
,817	5

Person/Preg	21	22	23	24	25
1	4	4	3	4	4
2	3	2	4	2	2
3	3	3	3	3	3
4	4	4	3	3	3
5	3	2	4	2	2
6	3	2	4	2	2
7	3	3	3	3	3
8	3	3	3	3	3
9	3	2	4	3	3
10	3	3	3	3	3

CONFIABILIDAD: ALFA DE CRONBACH – VARIABLE 2 – PLANIFICACION ESTRATEGICA

Estadistica de Fiabilidad	
Alfa de Cronbach	N de Elementos
,923	25

Variable: Planificacion Estrategica

Person	1	2	3	4	5	6	7	8	9	10	11	12	13	14	15	16	17	18	19	20	21	22	23	24	25
1	4	4	4	3	4	3	4	4	4	4	4	2	4	4	4	2	3	4	4	3	4	3	3	3	3
2	3	3	3	2	3	3	3	3	2	2	2	4	3	2	2	3	2	2	3	2	2	2	3	2	2
3	3	3	3	3	3	3	3	3	3	3	3	3	3	3	3	3	3	3	3	3	3	2	3	3	3
4	4	3	4	3	3	3	3	3	3	3	3	2	4	3	3	2	2	3	4	3	3	3	3	3	3
5	3	3	3	4	2	3	3	3	2	2	2	3	3	2	1	4	3	2	2	2	2	2	3	2	2
6	3	3	3	3	3	3	3	3	2	2	2	3	3	2	2	3	3	2	2	2	3	2	3	2	2
7	3	2	3	3	3	3	3	3	3	3	3	3	3	3	3	3	3	3	3	3	3	3	3	3	3
8	3	3	3	3	3	3	3	3	3	3	3	3	3	3	2	2	3	3	3	3	3	3	3	3	3
9	3	3	2	4	3	3	3	3	2	2	2	4	3	2	1	4	2	2	3	2	2	2	3	2	2
10	3	2	3	3	3	3	3	3	2	3	3	3	3	3	3	3	3	3	3	3	3	3	3	3	3

Escala: Dimensión 1: Economía

Estadística de Fiabilidad	
Alfa de Cronbach	N de Elementos
,902	6

Person/Preg	1	2	3	4	5	6
1	4	4	4	3	4	3
2	3	3	3	2	3	3
3	3	3	3	3	3	3
4	4	3	4	3	3	3
5	3	3	3	4	2	3
6	3	3	3	3	3	3
7	3	2	3	3	3	3
8	3	3	3	3	3	3
9	3	3	2	4	3	3
10	3	2	3	3	3	3

Escala: Dimensión 2: Eficacia

Estadística de Fiabilidad

Alfa de Cronbach	N de Elementos
,832	7

Person/Preg	7	8	9	10	11	12	13
1	4	4	4	4	4	2	4
2	3	3	2	2	2	4	3
3	3	3	3	3	3	3	3
4	3	3	3	3	3	2	4
5	3	3	2	2	2	3	3
6	3	3	2	2	2	3	3
7	3	3	3	3	3	3	3
8	3	3	3	3	3	3	3
9	3	3	2	2	2	4	3
10	3	3	2	3	3	3	3

Escala: Dimensión 3: Economía

Estadística de Fiabilidad

Alfa de Cronbach	N de Elementos
,962	7

Person/Preg	14	15	16	17	18	19	20
1	4	4	2	3	4	4	3
2	2	2	3	2	2	3	2
3	3	3	3	3	3	3	3
4	3	3	2	2	3	4	3
5	2	1	4	3	2	2	2
6	2	2	3	3	2	2	2
7	3	3	3	3	3	3	3
8	3	2	2	3	3	3	3
9	2	1	4	2	2	3	2
10	3	3	3	3	3	3	3

Escala: Dimensión 4: Calidad

Estadística de Fiabilidad

Alfa de Cronbach	N de Elementos
,849	5

Person/Preg	21	22	23	24	25
1	4	3	3	3	3
2	2	2	3	2	2
3	3	2	3	3	3
4	3	3	3	3	3
5	2	2	3	2	2
6	3	2	3	2	2
7	3	3	3	3	3
8	3	3	3	3	3
9	2	2	3	2	2
10	3	3	3	3	3

Anexo 7: Instrumento de medición de las variables

Test Clima Organizacional

Su opinión nos hará mejorar. Por favor, responda este cuestionario anónimo marcando con una cruz la opinión que mejor corresponde con su punto de vista.

GÉNERO: Masculino _____ Femenino _____ EDAD ______

ESTADO CIVIL: Soltero ____ Casado_____ Divorciado_____ Viudo____

NIVEL DE INSTRUCCIÒN:

Sin estudios___ Primaria____ Secundaria____ Técnico_____ Universitarios_____

CLIMA ORGANIZACIONAL VARIABLE 1	S	CS	A	CSN	N
ESTRUCTURA	5	4	3	2	1
1) En su servicio las funciones están bien establecidas 2) En su servicio todas las actividades de trabajo están bien definidas 3) Conoce claramente la estructura organizativa de su servicio 4) La excesiva normatividad vigente, genera la no aparición de nuevas innovaciones en su trabajo 5) En su servicio se tiene bien definida la autoridad. Y quien dirige el establecimiento 6) En su desempeño laboral, no se tiene bien claro la organización de la institución.					
RECOMPENSA					
7) En su servicio se tiene bien definido al líder, porque se siente identificado con el líder. 8) La jefatura le interesa que se cumplan los procedimientos institucionales. 9) En su servicio se le recompensa quien rinde más. 10) Los incentivos permiten una comodidad en su desempeño. 11) En su servicio, los trabajadores se sienten satisfechos con su desempeño. 12) En su servicio hay mucha crítica en su labor asistencial. 13) Cuando comete un error lo sancionan.					
RELACIONES					
14) Entre sus compañeros de su servicio permanece una atmosfera amistosa. 15) En su servicio tenemos siempre un clima laboral placentero. 16) Las personas de su servicio son sinceras y se muestran como son en realidad 17) Sus compañeros de su servicio son personas insensibles. 18) Existe buena relación entre la jefatura y el personal en su establecimiento. 19) Su jefatura piensa que todo trabajo se puede mejorar. 20) Su jefatura tiene un concepto claro del buen desempeño del colaborador.					
IDENTIDAD					
21) Se siente orgulloso de su desempeño. 22) Siente que hay mucha lealtad por parte del personal hacia el servicio. 23) En su servicio cada cual se preocupa por sus propios intereses. 24) Las personas se sienten orgullosos de pertenecer a su servicio. 25) Siente que es miembro de un equipo que funciona bien.					

Nota: Adaptado de "Cuestionario del Motivation and Organizational Climate" por Litwin and Stringer 1978, p. 67.

Instrumento de medición – Planificación Estratégica

Test Planeamiento Estratégico

Su opinión nos hará mejorar. Por favor, responda este cuestionario anónimo marcando con una cruz la opinión que mejor corresponde con su punto de vista.

GÉNERO: Masculino _____ Femenino _____ EDAD ______

ESTADO CIVIL: Soltero ____ Casado_____ Divorciado_____ Viudo____

NIVEL DE INSTRUCCIÒN:

Sin estudios___ Primaria____ Secundaria____ Técnico_____ Universitarios_____

PLANIFICACION ESTRATEGICA **VARIABLE 2**	S	CS	A	CSN	N
ECONOMIA	5	4	3	2	1
1. ¿Se está manejando el presupuesto de la institución adecuadamente?					
2. ¿Conoce usted como se distribuye el gasto en su institución?					
3. ¿La inversión que ejecuta su institución está de acuerdo a las necesidades de su institución?					
4. ¿Los logros y las metas se están cumpliendo de acuerdo al presupuesto planificado?					
5. ¿Participo usted en la elaboración de los programas presupuestales?					
6. ¿Su institución hace gestión para mejorar el presupuesto del próximo año?					
EFICACIA					
7. ¿Se cumplió las metas del 2016 de acuerdo al Plan Anual Operativo?					
8. ¿Se llegó a cumplir los objetivos del Plan Anual Operativo 2016?					
9. ¿Los porcentajes de ejecución de las estrategias se cumplieron al 100 % en su Centro de salud?					
10. ¿Se realizaron los talleres de capacitación de acuerdo al Plan Operativo Anual?					
11. ¿Se realizaron todas las charlas a los pacientes de acuerdo al POA?					
12. ¿Se atendió a todos los pacientes que acudieron a su institución?					
13. ¿Todos los trabajadores de su institución cumplieron lo indicado en POA 2016?					
EFICIENCIA					
14. ¿Se optimizo el servicio a los pacientes y agilizar su atención?					
15. ¿Se mejoró la atención al paciente con los mismos recursos?					
16. ¿Se ejecutó la atención al paciente con el mismo personal del año pasado?					
17. ¿Se atendió al paciente con los mismos equipos y mobiliario medico?					
18. ¿Se atendió al paciente con el mismo personal asistencial?					
19. ¿Están congestionados los consultorios debido al aumento de los pacientes?					
20. ¿Se atendió con la misma actitud a los pacientes?					
CALIDAD					
21. ¿Se le dio accesibilidad a todos los pacientes por igualdad?					
22. ¿Los usuarios percibieron que se les dio una atención de calidad?					
23. ¿Las atenciones asistenciales fueron ejecutadas con la mejor calidad?					
24.¿El usuario interno está satisfecho con los recursos económicos asignados a su institución					
25. ¿La bonificación económica está en relación con la calidad del servicio prestado.					

Nota: Adaptado de "cuestionario Manual de Planificación estratégica" por Armijo, 2009, p. 62

Anexo 8: Certificado de validez de contenido

UCV
ESCUELA DE POSGRADO

CERTIFICADO DE VALIDEZ DE CONTENIDO DEL INSTRUMENTO QUE MIDE LA VARABLE CLIMA ORGANIZACIONAL

Nº	DIMENSIONES / ítems	Pertinencia[1]		Relevancia[2]		Claridad[3]		Sugerencias
		Si	No	Si	No	Si	No	
	DIMENSIÓN ESTRUCTURA							
1	En su servicio las tareas están claramente definidas	✓		✓		✓		
2	En su servicio todas las actividades de trabajo están bien definidas.	✓		✓		✓		
3	Conoce claramente la estructura organizativa de su servicio	✓		✓		✓		
4	La excesiva normatividad vigente, genera la no aparición de nuevas innovaciones en su trabajo	✓		✓		✓		
5	En su servicio se tiene bien definida la autoridad. Y quien dirige el establecimiento	✓		✓		✓		
6	En su desempeño laboral, no se tiene bien claro la organización de la institución.	✓		✓		✓		
	DIMENSION RECOMPENSA							
7	En su servicio se tiene bien definido al líder, porque se siente identificado con el líder.	✓		✓		✓		
8	La jefatura le interesa que se cumplan los procedimientos institucionales	✓		✓		✓		
9	En su servicio se le recompensa quien rinde más.	✓		✓		✓		
10	Los incentivos permiten una comodidad en su desempeño.	✓		✓		✓		
11	En su servicio, los trabajadores se sienten satisfechos con su desempeño.	✓		✓		✓		
12	En su servicio hay mucha crítica en su labor asistencial.	✓		✓		✓		
13	Cuando comete un error lo sancionan.	✓		✓		✓		
	DIMENSION RELACIONES							
14	Entre sus compañeros de su servicio permanece una atmosfera amistosa.	✓		✓		✓		
15	En su servicio tenemos siempre un clima laboral placentero.	✓		✓		✓		

16	Las personas de su servicio son sinceras y se muestran como son en realidad	✓		✓		✓		
17	Sus compañeros de su servicio son personas insensibles.	✓		✓		✓		
18	Existe buena relación entre la jefatura y el personal en su establecimiento.	✓		✓		✓		
19	Su jefatura piensa que todo trabajo se puede mejorar.	✓		✓		✓		
20	Su jefatura tiene un concepto claro del buen desempeño del colaborador.	✓		✓		✓		
	DIMENSION IDENTIDAD							
21	Se siente orgulloso de su desempeño.	✓		✓		✓		
22	Siente que hay mucha lealtad por parte del personal hacia el servicio.	✓		✓		✓		
23	En su servicio cada cual se preocupa por sus propios intereses.	✓		✓		✓		
24	Las personas se sienten orgullosos de pertenecer a su servicio.	✓		✓		✓		
25	Siente que es miembro de un equipo que funciona bien.	✓		✓		✓		

Observaciones (precisar si hay suficiencia): Si hay suficiencia

Opinión de aplicabilidad: **Aplicable [✓]** **Aplicable después de corregir [ ]** **No aplicable [ ]**

Apellidos y nombres del juez validador. Dr. CARLOS DE LA CRUZ VALDIVIANO **DNI:** 06873136
Especialidad del validador: DOCENTE

..........de...........del 2017

[1]Pertinencia: El ítem corresponde al concepto teórico formulado.
[2]Relevancia: El ítem es apropiado para representar al componente o dimensión específica del constructo
[3]Claridad: Se entiende sin dificultad alguna el enunciado del ítem, es conciso, exacto y directo

Nota: Suficiencia, se dice suficiencia cuando los ítems planteados son suficientes para medir la dimensión

Firma del Experto Informante.

UCV
ESCUELA DE POSTGRADO

CERTIFICADO DE VALIDEZ DE CONTENIDO DEL INSTRUMENTO QUE MIDE LA VARABLE PLANIFICACIÓN ESTRATÉGICA

Nº	DIMENSIONES / ítems	Pertinencia1		Relevancia2		Claridad3		Sugerencias
	DIMENSIÓN ECONOMIA	Sí	No	Sí	No	Sí	No	
1	Se está manejando el presupuesto de la institución adecuadamente	✓		✓		✓		
2	Conoce usted como se distribuye el gasto en su institución	✓		✓		✓		
3	La inversión que ejecuta su institución está de acuerdo a las necesidades de su institución	✓		✓		✓		
4	Los logros y las metas se están cumpliendo de acuerdo al presupuesto planificado.	✓		✓		✓		
5	Participo usted en la elaboración de los programas presupuestales.	✓		✓		✓		
6	Su institución hace gestión para mejorar el presupuesto del próximo año.	✓		✓		✓		
	DIMENSION EFICACIA							
7	Se cumplió las metas del 2016 de acuerdo al Plan Anual Operativo.	✓		✓		✓		
8	Se llegó a cumplir los objetivos del Plan Anual Operativo.	✓		✓		✓		
9	Los porcentajes de ejecución de las estrategias se cumplieron al 100 % en su Centro de salud.	✓		✓		✓		
10	Se realizaron los talleres de capacitación de acuerdo al Plan Operativo Anual.	✓		✓		✓		
11	Se realizaron todas las charlas a los pacientes de acuerdo al POA.	✓		✓		✓		
12	Se atendió a todos los pacientes que acudieron a su institución.	✓		✓		✓		
13	Todos los trabajadores de su institución cumplieron lo indicado en el Plan Operativo Anual 2016?	✓		✓		✓		
	DIMENSION EFICIENCIA							

14	Se optimizo el servicio a los pacientes y agilizar su atención	✓		✓		✓		
15	Se mejoró la atención al paciente con los mismos recursos	✓		✓		✓		
16	Se ejecutó la atención al paciente con el mismo personal del año pasado	✓		✓		✓		
17	Se atendió al paciente con los mismos equipos y mobiliario médico.	✓		✓		✓		
18	Se atendió al paciente con el mismo personal asistencial.	✓		✓		✓		
19	Están congestionados los consultorios debido al aumento de los pacientes.	✓		✓		✓		
20	Se atendió con la misma actitud a los pacientes.	✓		✓		✓		
	DIMENSION CALIDAD							
21	Se le dio accesibilidad a todos los pacientes por igualdad	✓		✓		✓		
22	Los usuarios percibieron que se les dio una atención de calidad.	✓		✓		✓		
23	Las atenciones asistenciales fueron ejecutadas con la mejor calidad.	✓		✓		✓		
24	El usuario interno está satisfecho con los recursos económicos asignados a su institución	✓		✓		✓		
25	La bonificación económica está en relación con la calidad del servicio prestado.	✓		✓		✓		

Observaciones (precisar si hay suficiencia): Si hay suficiencia

Opinión de aplicabilidad: Aplicable [✓] Aplicable después de corregir [ ] No aplicable [ ]

Apellidos y nombres del juez validador. Dr. CARLOS DE LA CRUZ VALDIVIANO DNI: 06873136
Especialidad del validador: DOCENTE

.........de..........del 2017

[1]**Pertinencia:** El ítem corresponde al concepto teórico formulado.
[2]**Relevancia:** El ítem es apropiado para representar al componente o dimensión específica del constructo
[3]**Claridad:** Se entiende sin dificultad alguna el enunciado del ítem, es conciso, exacto y directo

Nota: Suficiencia, se dice suficiencia cuando los ítems planteados son suficientes para medir la dimensión

UCV
ESCUELA DE POSTGRADO

CERTIFICADO DE VALIDEZ DE CONTENIDO DEL INSTRUMENTO QUE MIDE LA VARABLE CLIMA ORGANIZACIONAL

Nº	DIMENSIONES / ítems	Pertinencia[1]		Relevancia[2]		Claridad[3]		Sugerencias
	DIMENSIÓN ESTRUCTURA	Sí	No	Sí	No	Sí	No	
1	En su servicio las tareas están claramente definidas	✓		✓		✓		
2	En su servicio todas las actividades de trabajo están bien definidas.	✓		✓		✓		
3	Conoce claramente la estructura organizativa de su servicio	✓		✓		✓		
4	La excesiva normatividad vigente, genera la no aparición de nuevas innovaciones en su trabajo	✓		✓		✓		
5	En su servicio se tiene bien definida la autoridad. Y quien dirige el establecimiento	✓		✓		✓		
6	En su desempeño laboral, no se tiene bien claro la organización de la institución.	✓		✓		✓		
	DIMENSION RECOMPENSA							
7	En su servicio se tiene bien definido al líder, porque se siente identificado con el líder.	✓		✓		✓		
8	La jefatura le interesa que se cumplan los procedimientos institucionales	✓		✓		✓		
9	En su servicio se le recompensa quien rinde más.	✓		✓		✓		
10	Los incentivos permiten una comodidad en su desempeño.	✓		✓		✓		
11	En su servicio, los trabajadores se sienten satisfechos con su desempeño.	✓		✓		✓		
12	En su servicio hay mucha crítica en su labor asistencial.	✓		✓		✓		
13	Cuando comete un error lo sancionan.	✓		✓		✓		
	DIMENSION RELACIONES							
14	Entre sus compañeros de su servicio permanece una atmosfera amistosa.	✓	✓	✓		✓		
15	En su servicio tenemos siempre un clima laboral placentero.	✓		✓		✓		

16	Las personas de su servicio son sinceras y se muestran como son en realidad	✓		✓		✓		
17	Sus compañeros de su servicio son personas insensibles.							
18	Existe buena relación entre la jefatura y el personal en su establecimiento.	✓		✓		✓		
19	Su jefatura piensa que todo trabajo se puede mejorar.	✓		✓		✓		
20	Su jefatura tiene un concepto claro del buen desempeño del colaborador.	✓		✓		✓		
	DIMENSION IDENTIDAD							
21	Se siente orgulloso de su desempeño.	✓		✓		✓		
22	Siente que hay mucha lealtad por parte del personal hacia el servicio.	✓		✓		✓		
23	En su servicio cada cual se preocupa por sus propios intereses.	✓		✓		✓		
24	Las personas se sienten orgullosos de pertenecer a su servicio.	✓		✓		✓		
25	Siente que es miembro de un equipo que funciona bien.	✓		✓		✓		

Observaciones (precisar si hay suficiencia): EXISTE SUFICIENCIA________________________________

Opinión de aplicabilidad: Aplicable [X] Aplicable después de corregir [ ] No aplicable [ ]

Apellidos y nombres del juez validador. Mg: LUZ ADA TAFUR CHAVEZ DNI: 10612216
Especialidad del validador: DOCENTE

..........de............del 2017

[1]Pertinencia: El ítem corresponde al concepto teórico formulado.
[2]Relevancia: El ítem es apropiado para representar al componente o dimensión específica del constructo
[3]Claridad: Se entiende sin dificultad alguna el enunciado del ítem, es conciso, exacto y directo

Nota: Suficiencia, se dice suficiencia cuando los ítems planteados son suficientes para medir la dimensión

____
Firma del Experto Informante.

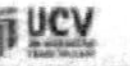

ESCUELA DE POSTGRADO

CERTIFICADO DE VALIDEZ DE CONTENIDO DEL INSTRUMENTO QUE MIDE LA VARABLE PLANIFICACIÓN ESTRATÉGICA

Nº	DIMENSIONES / ítems	Pertinencia[1]		Relevancia[2]		Claridad[3]		Sugerencias
	DIMENSIÓN ECONOMIA	Si	No	Si	No	Si	No	
1	Se está manejando el presupuesto de la institución adecuadamente	✓		✓		✓		
2	Conoce usted como se distribuye el gasto en su institución	✓		✓		✓		
3	La inversión que ejecuta su institución está de acuerdo a las necesidades de su institución	✓		✓		✓		
4	Los logros y las metas se están cumpliendo de acuerdo al presupuesto planificado.	✓		✓		✓		
5	Participo usted en la elaboración de los programas presupuestales.	✓		✓		✓		
6	Su institución hace gestión para mejorar el presupuesto del próximo año.	✓		✓		✓		
	DIMENSION EFICACIA							
7	Se cumplió las metas del 2016 de acuerdo al Plan Anual Operativo.	✓		✓		✓		
8	Se llegó a cumplir los objetivos del Plan Anual Operativo.	✓		✓		✓		
9	Los porcentajes de ejecución de las estrategias se cumplieron al 100 % en su Centro de salud.	✓		✓		✓		
10	Se realizaron los talleres de capacitación de acuerdo al Plan Operativo Anual.	✓		✓		✓		
11	Se realizaron todas las charlas a los pacientes de acuerdo al POA.	✓		✓		✓		
12	Se atendió a todos los pacientes que acudieron a su institución.	✓		✓		✓		
13	Todos los trabajadores de su institución cumplieron lo indicado en el Plan Operativo Anual 2016?	✓		✓		✓		

	DIMENSION EFICIENCIA							
14	Se optimizo el servicio a los pacientes y agilizar su atención	✓		✓		✓		
15	Se mejoró la atención al paciente con los mismos recursos	✓		✓		✓		
16	Se ejecutó la atención al paciente con el mismo personal del año pasado	✓		✓		✓		
17	Se atendió al paciente con los mismos equipos y mobiliario médico.	✓		✓		✓		
18	Se atendió al paciente con el mismo personal asistencial.	✓		✓		✓		
19	Están congestionados los consultorios debido al aumento de los pacientes.	✓		✓		✓		
20	Se atendió con la misma actitud a los pacientes.	✓		✓		✓		
	DIMENSION CALIDAD							
21	Se le dio accesibilidad a todos los pacientes por igualdad	✓		✓		✓		
22	Los usuarios percibieron que se les dio una atención de calidad.	✓		✓		✓		
23	Las atenciones asistenciales fueron ejecutadas con la mejor calidad.	✓		✓		✓		
24	El usuario interno está satisfecho con los recursos económicos asignados a su institución	✓		✓		✓		
25	La bonificación económica esté en relación con la calidad del servicio prestado.	✓		✓		✓		

Observaciones (precisar si hay suficiencia): EXISTE SUFICIENCIA

Opinión de aplicabilidad: Aplicable [X] Aplicable después de corregir [ ] No aplicable [ ]

Apellidos y nombres del juez validador. Mg: LUZ ADA TAFUR CHAVEZ DNI: 10612216
Especialidad del validador: DOCENTE - METODOLOGA

[1]Pertinencia: El ítem corresponde al concepto teórico formulado.
[2]Relevancia: El ítem es apropiado para representar al componente o dimensión específica del constructo
[3]Claridad: Se entiende sin dificultad alguna el enunciado del ítem, es conciso, exacto y directo

Nota: Suficiencia, se dice suficiencia cuando los ítems planteados son suficientes para medir la dimensión

..........de.............del 2017

Firma del Experto Informante.

UCV
ESCUELA DE POSTGRADO

CERTIFICADO DE VALIDEZ DE CONTENIDO DEL INSTRUMENTO QUE MIDE LA VARABLE CLIMA ORGANIZACIONAL

N°	DIMENSIONES / ítems	Pertinencia1		Relevancia2		Claridad3		Sugerencias
	DIMENSIÓN ESTRUCTURA	Si	No	Si	No	Si	No	
1	En su servicio las tareas están claramente definidas	/		/		/		
2	En su servicio todas las actividades de trabajo están bien definidas.	/		/		/		
3	Conoce claramente la estructura organizativa de su servicio	/		/		/		
4	La excesiva normatividad vigente, genera la no aparición de nuevas innovaciones en su trabajo	/		/		/		
5	En su servicio se tiene bien definida la autoridad. Y quien dirige el establecimiento	/		/		/		
6	En su desempeño laboral, no se tiene bien claro la organización de la institución.	/		/		/		
	DIMENSION RECOMPENSA							
7	En su servicio se tiene bien definido al líder, porque se siente identificado con el líder.	/		/		/		
8	En su servicio se le recompensa quien rinde más.	/		/		/		
9	En su servicio se le recompensa quien rinde más.	/		/		/		
10	Los incentivos permiten una comodidad en su desempeño.	/		/		/		
11	En su servicio, los trabajadores se sienten satisfechos con su desempeño.	/		/		/		
12	En su servicio hay mucha crítica en su labor asistencial.	/		/		/		
13	Cuando comete un error lo sancionan.	/		/		/		
	DIMENSION RELACIONES							
14	Entre sus compañeros de su servicio permanece una atmosfera amistosa.	/		/		/		
15	En su servicio tenemos siempre un clima laboral placentero.	/		/		/		
16	Las personas de su servicio son sinceras y se muestran como son en realidad	/		/		/		

17	Sus compañeros de su servicio son personas insensibles.	✓		✓		✓		
18	Existe buena relación entre la jefatura y el personal en su establecimiento.	✓		✓		✓		
19	Su jefatura piensa que todo trabajo se puede mejorar.	✓		✓		✓		
20	Su jefatura tiene un concepto claro del buen desempeño del colaborador.	✓		✓		✓		
	DIMENSION IDENTIDAD							
21	Se siente orgulloso de su desempeño.	✓		✓		✓		
22	Siente que hay mucha lealtad por parte del personal hacia el servicio.	✓		✓		✓		
23	En su servicio cada cual se preocupa por sus propios intereses.	✓		✓		✓		
24	Las personas se sienten orgullosos de pertenecer a su servicio.	✓		✓		✓		
25	Siente que es miembro de un equipo que funciona bien.	✓		✓		✓		

Observaciones (precisar si hay suficiencia):___SI HAY SUFICIENCIA____

Opinión de aplicabilidad: **Aplicable [ ]** **Aplicable después de corregir [ ]** **No aplicable [ ]**

Apellidos y nombres del juez validador. Dr: **FREDDY PAREDES ALPACA** **DNI: 07896158**
Especialidad del validador: MEDICO - DOCENTE

..........de..........del 2017

Firma del Experto Informante
C.M.P. 40127

[1]**Pertinencia:** El ítem corresponde al concepto teórico formulado.
[2]**Relevancia:** El ítem es apropiado para representar al componente o dimensión específica del constructo
[3]**Claridad:** Se entiende sin dificultad alguna el enunciado del ítem, es conciso, exacto y directo

Nota: Suficiencia, se dice suficiencia cuando los ítems planteados son suficientes para medir la dimensión

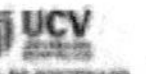

ESCUELA DE POSTGRADO

CERTIFICADO DE VALIDEZ DE CONTENIDO DEL INSTRUMENTO QUE MIDE LA VARABLE PLANIFICACIÓN ESTRATÉGICA

Nº	DIMENSIONES / ítems	Pertinencia 1		Relevancia 2		Claridad3		Sugerencias
	DIMENSIÓN ECONOMÍA	Si	No	Si	No	Si	No	
1	Se está manejando el presupuesto de la institución adecuadamente	✓		✓		✓		
2	Conoce usted como se distribuye el gasto en su institución	✓		✓		✓		
3	La inversión que ejecuta su institución está de acuerdo a las necesidades de su institución	✓		✓		✓		
4	Los logros y las metas se están cumpliendo de acuerdo al presupuesto planificado.	✓		✓		✓		
5	Participo usted en la elaboración de los programas presupuestales.	✓		✓		✓		
6	Su institución hace gestión para mejorar el presupuesto del próximo año.	✓		✓		✓		
	DIMENSIÓN EFICACIA							
7	Se cumplió las metas del 2016 de acuerdo al Plan Anual Operativo.	✓		✓		✓		
8	Se llegó a cumplir los objetivos del Plan Anual Operativo.							
9	Los porcentajes de ejecución de las estrategias se cumplieron al 100 % en su Centro de salud.	✓		✓		✓		
10	Se realizaron los talleres de capacitación de acuerdo al Plan Operativo Anual.	✓		✓		✓		
11	Se realizaron todas las charlas a los pacientes de acuerdo al POA.	✓		✓		✓		
12	Se atendió a todos los pacientes que acudieron a su institución.	✓		✓		✓		
13	Todos los trabajadores de su institución cumplieron lo indicado en el Plan Operativo Anual 2016?	✓		✓		✓		
	DIMENSIÓN EFICIENCIA	✓		✓				
14	Se optimizo el servicio a los pacientes y agilizar su atención	✓		✓		✓		
15	Se mejoró la atención al paciente con los mismos recursos			✓		✓		
16	Se ejecutó la atención al paciente con el mismo personal del año pasado	✓		✓		✓		
17	Se atendió al paciente con los mismos equipos y mobiliario médico.	✓		✓		✓		

18	Se atendió al paciente con el mismo personal asistencial.	✓		✓		✓		
19	Están congestionados los consultorios debido al aumento de los pacientes.	✓		✓		✓		
20	Se atendió con la misma actitud a los pacientes.	✓		✓		✓		
	DIMENSION CALIDAD							
21	Se le dio accesibilidad a todos los pacientes por igualdad	✓		✓		✓		
22	Los usuarios percibieron que se les dio una atención de calidad.	✓		✓		✓		
23	Las atenciones asistenciales fueron ejecutadas con la mejor calidad.	✓		✓		✓		
24	El usuario interno está satisfecho con los recursos económicos asignados a su institución	✓		✓		✓		
25	La bonificación económica está en relación con la calidad del servicio prestado	✓		✓		✓		

Observaciones (precisar si hay suficiencia):_SI HAY SUFICIENCIA______________________________

Opinión de aplicabilidad: Aplicable [ ] Aplicable después de corregir [ ] No aplicable [ ]

Apellidos y nombres del juez validador. Dr: FREDDY PAREDES ALPACA DNI: 07896158
Especialidad del validador: MEDICO DOCENTE

..........de..........del 2017.....

[1]Pertinencia: El ítem corresponde al concepto teórico formulado.
[2]Relevancia: El ítem es apropiado para representar al componente o dimensión específica del constructo
[3]Claridad: Se entiende sin dificultad alguna el enunciado del ítem, es conciso, exacto y directo

Nota: Suficiencia, se dice suficiencia cuando los ítems planteados son suficientes para medir la dimensión

Firma del Experto Informante
C.M.P. 40127

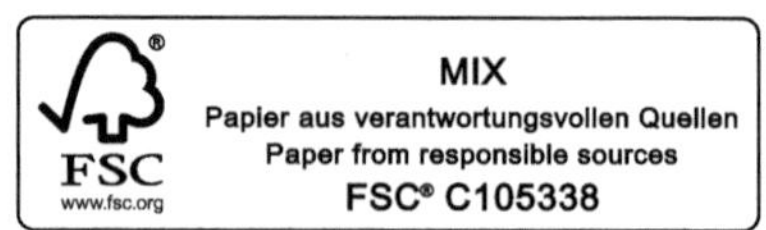

Printed by Books on Demand GmbH, Norderstedt / Germany